PUBLICATIONS DU *PROGRÈS MÉDICAL*

# DE LA TÉNOTOMIE

DU

# MUSCLE TENSEUR DU TYMPAN

PAR

## Le Dr C. MIOT

Professeur libre d'otologie,
Membre de la Société de médecine pratique de Paris, etc.

AVEC 11 FIGURES INTERCALÉES DANS LE TEXTE

PARIS

Aux bureaux du **PROGRÈS MÉDICAL** | **V. A. DELAHAYE et Cie**, Libraires-Éditeur
6, rue des Écoles. | 23, Place de l'Ecole-de-Médecine.

1878

# DE LA TÉNOTOMIE

## DU

# MUSCLE TENSEUR DU TYMPAN

PUBLICATIONS DU *PROGRÈS MÉDICAL*

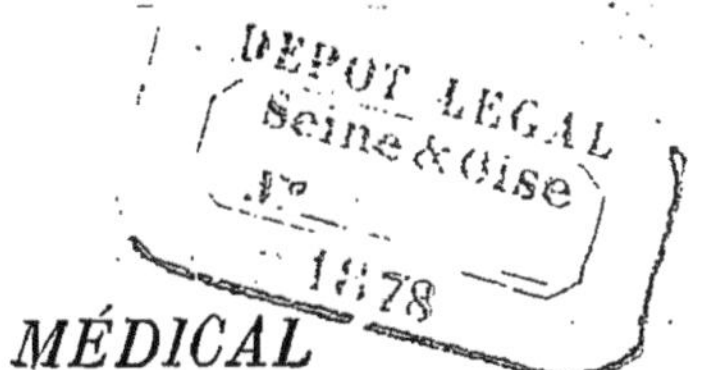

# DE LA TÉNOTOMIE

DU

# MUSCLE TENSEUR DU TYMPAN

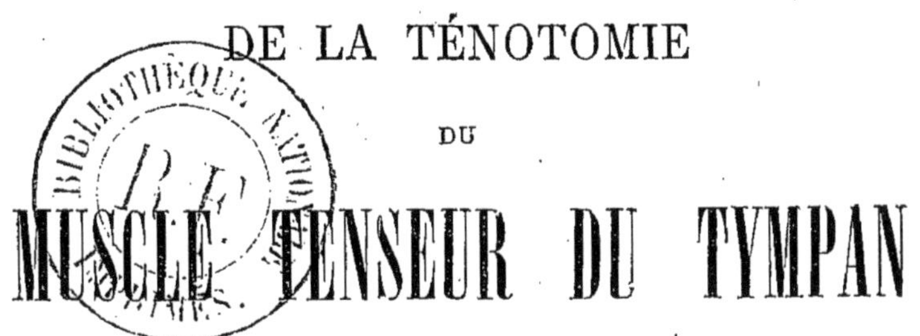

PAR

## Le D<sup>r</sup> G. MIOT

Professeur libre d'otologie,
Membre de la Société de médecine pratique de Paris, etc.

AVEC 11 FIGURES INTERCALÉES DANS LE TEXTE

PARIS

Aux bureaux du PROGRÈS MÉDICAL | V. A. DELAHAYE et C<sup>ie</sup>, Libraires-Éditeurs
6, rue des Écoles. | 23, Place de l'Ecole-de-Médecine.

1878

# DE LA TÉNOTOMIE

## DU

# MUSCLE TENSEUR DU TYMPAN

AVANT-PROPOS. — La ténotomie du *tensor tympani*, bien que pratiquée depuis plusieurs années en Allemagne et dans quelques autres pays par un certain nombre de chirurgiens, est encore aujourd'hui une opération discutée. Les uns, trop convaincus, ont peut-être le tort de recourir à elle plus souvent qu'il ne convient. D'autres, en la rejetant systématiquement, tombent dans une exagération plus grande encore.

En France, j'ai admis, un des premiers, la ténotomie du *tensor tympani* dans ma pratique, à titre d'essai d'abord, d'opération courante ensuite. Le travail que je publie, aujourd'hui, ayant pour but principal de faire connaître les résultats que j'ai obtenus, je crois devoir le faire suivre d'un certain nombre d'observations personnelles choisies parmi les plus intéressantes.

Avant d'entrer en matière, je tiens à remercier ici mon confrère en otiatrique, le D$^r$ Lichtember, envoyé en France par le gouvernement hongrois, et qui a bien voulu me donner son concours pour la traduction des langues allemande et hongroise.

HISTORIQUE. — La ténotomie du *tensor tympani* a été indiquée par Hyrtl en 1847 (1), mais ce savant anatomiste, malgré l'assertion de quelques auteurs, était loin d'être convaincu de l'efficacité de cette opération dans les cas de vertiges, étourdissements, bourdonnements. Il ne la conseillait au contraire, comme le prouve un passage de son livre, que dans la forme de surdité causée par un spasme du muscle *tensor tympani* ou par une trop grande tension du tympan, et dans le seul but de permettre au malade d'entendre les tons bas au lieu des tons hauts.

Malgré le conseil donné par Hyrtl, personne, de 1847 à 1868, n'osa tenter cette opération, dans la crainte de disjoindre la chaîne des osselets et de produire des lésions dangereuses. C'est Weber-Liel, de Berlin, qui la fit le premier en 1868. Depuis cette époque, il a opéré un grand nombre de malades et constaté que la ténotomie du *tensor tympani*, dans un grand nombre de cas, rendait le jeu des osselets plus facile, diminuait par conséquent la pression intra-labyrinthique, cause de vertiges, étourdissements et bourdonnements intolérables. Outre les résultats publiés par lui-même (2), Weber-Liel en a fait publier d'autres par le docteur White (3), maintenant professeur à Baltimore, et par le docteur Calhoun (4), professeur à Atlanta (Géorgie).

Grüber suivit bientôt l'exemple hardi donné par Weber-Liel et rendit compte de deux cas de ténotomie du *tensor tympani* à la Société de médecine de Vienne, le 16 février 1872. Après lui, le docteur Franck (5) publia 12

---

(1) *Handbuch topografischen Anatomie*, t. I.
(2) *Monatschrift für ohrenheilkunde*, 1868, n° 4. M.F.O., 1868, n° 12. — 1870, n° 10. — 1871, n°s 2, 12. — 1872, n°s 1, 3. — 1873, n° 20, 1874, n° 6. *Virchow's Archiv* : vol. 62.
(3) *Baltimore medical journal*, 1871, septembre.
(4) *Deutsche Klinik*, 1872, n° 19.
(5) M.F.O., 1872, n°s 7 et 9.

observations de ténotomie, puis les docteurs Turnbull, de Philadelphie (1), Voltolini (2) de Breslau, les professeurs White et Calhoun, adoptèrent cette pratique. Enfin, en 1874, le docteur Lichtember (3) a rendu compte des diverses opérations qu'on peut faire subir au tympan et des ténotomies pratiquées par Weber-Liel. Lui-même a fait plusieurs fois cette dernière opération.

ANATOMIE TOPOGRAPHIQUE. — La caisse du tympan, située à la base du rocher, est une cavité irrégulière, aplatie de dedans en dehors, surtout à sa partie moyenne ; les anciens anatomistes l'ont comparée, avec juste raison, à une caisse de tambour. Elle présente 4 parois : une externe, une supérieure, une interne, une inférieure, et deux extrémités qui correspondent : l'antérieure à l'orifice tympanique de la trompe d'Eustache, la postérieure à l'antre des cellules mastoïdiennes.

Le tympan, qui constitue la plus grande partie de la paroi externe, vu à travers le méat auditif externe, se présente sous la forme d'une membrane concave extérieurement. Il est situé au fond du conduit, tendu obliquement de haut en bas, d'arrière en avant, de dehors en dedans, et forme avec la paroi supérieure du conduit, un angle de 140° environ. Il offre deux faces importantes à connaître : l'une externe, l'autre interne, et une circonférence.

*Face externe.* Elle a une surface lisse, polie, demi-brillante, et une coloration d'un gris-tendre souvent mélangé de tons blanchâtres produits par le promontoire. On remarque à sa partie supérieure, près du cadre osseux,

---

(1) *Medical Times Philadelphia.*
(2) M.F.O. 1876, n° 11.
(3) *Mütétek a dobhárthán és a dobürben,* broch. in-8°. Bude-Pesth, 1876.

l'apophyse externe, 1, *Fig. 1*, dont l'aspect est celui d'une saillie arrondie ou conique, opaque et d'un blanc jaune pâle. Cette saillie est continuée, à sa partie inférieure, par le manche du marteau, 2, qui, sous la forme d'une longue apophyse, légèrement sinueuse, de coloration identique, se dirige de haut en bas, d'avant en arrière, de dehors en dedans, et se termine un peu au-dessous du centre de la membrane,

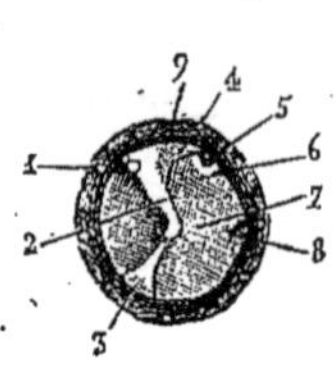

Fig. 1.

dans une partie appelée *umbo* ou ombilic. Cette apophyse divise la moitié supérieure de cette face en deux parties, l'une antérieure, l'autre postérieure un peu plus grande que la première. A son extrémité inféro-antérieure, fréquemment recourbée ou élargie en forme de spatule et distante de 2 millimètres de la partie correspondante de la paroi interne de la caisse (promontoire), commence le triangle lumineux, 3, dont la forme ordinaire est celle d'un triangle isocèle qui se dirige obliquement en bas et en avant.

A la partie supérieure de cette face, derrière l'apophyse externe, on distingue parfois la poche postérieure, 4, et la corde du tympan. La poche antérieure correspond à sa partie supéro-antérieure. La membrane du tympan est formée de trois couches distinctes qui sont, de dehors en dedans : la couche cutanée, les couches fibreuses, la couche muqueuse.

La couche externe ou cutanée, la plus vasculaire de toutes, reçoit des vaisseaux fournis par l'artère auriculaire postérieure et les artères parotidiennes. Parmi ces vaisseaux, on remarque, à la partie supérieure du tympan, l'artère tympanique qui longe le manche du marteau, contourne son extrémité inférieure, et envoie plusieurs branches à la membrane.

Elle renferme, en outre, un grand nombre de rameaux

nerveux provenant principalement de la branche auriculo-
temporale (rameau sensitif de la troisième branche du
trijumeau). Le plus important y pénètre au niveau de l'a-
pophyse externe, côtoie le manche du marteau, et donne à
la membrane une sensibilité qu'on doit toujours émousser,
pendant les quelques jours qui précèdent l'opération, au
moyen d'un stylet garni à son extrémité d'une mince couche de coton fortement tassé. Les couches fibreuses sont
résistantes, élastiques, et paraissent dépourvues de nerfs.
La couche muqueuse renferme des artères provenant de
l'artère stylo-mastoïdienne et de la maxillaire interne. Les
veines, dans ces couches, suivent à peu près le même tra-
jet que les artères

La disposition des vaisseaux et des rameaux nerveux
montre que, pour ne pas léser une branche artérielle
trop grosse ou un rameau nerveux de quelque importance, il faut commencer l'incision du tympan un peu
en avant du bord antérieur ou un peu en arrière du
bord postérieur du manche du marteau, et la prolonger en
s'éloignant de cette apophyse, comme l'indique la ligne 2,
*Fig. 2.* On évite ainsi une hémorrhagie qui, en masquant
les lèvres de la plaie, rend l'intro-
duction du ténotome plus difficile
et peut fournir une quantité de
sang assez considérable pour que
celui-ci s'accumule dans la caisse et
s'écoule dans le pharynx, par la
trompe d'Eustache.

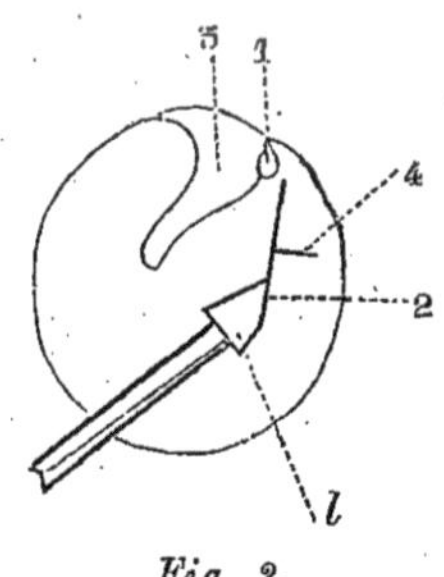

Fig. 2.

Cette face externe a deux dia-
mètres principaux, l'un à peu près
vertical, ayant de 10 à 11 millimè-
tres de longueur, croise le manche du marteau un peu au-
dessus de son extrémité inférieure et passe derrière l'apophyse externe; l'autre, transversal, croise le manche du marteau à peu près au même point et a 9 ou 10 millimètres de lon-

gueur. Elle est rarement visible dans toute son étendue, à cause de l'étroitesse du conduit ou de l'incurvation de ses parois. La paroi antéro-inférieure est ordinairement incurvée dans sa partie moyenne. Il en résulte qu'on ne voit pas toute la partie antérieure du tympan et qu'on peut éprouver une assez grande difficulté à introduire le ténotome dans l'incision. Toutefois, chez la plupart des malades affectés d'otite sèche de la caisse, le conduit auditif externe étant remarquable par sa largeur, sa sécheresse, sa direction rectiligne, permet de voir cette membrane presque complètement. Cependant, il y a des cas où le rétrécissement de la portion osseuse est assez prononcé pour obliger l'opérateur à inciser la membrane du tympan en arrière du bord postérieur du manche du marteau.

La face interne du tympan, comme sa face externe, est divisée en deux parties inégales par le manche du marteau, et présente des rapports importants à connaître. Derrière le col du marteau, on remarque la poche postérieure, qui est formée par les couches fibreuses du tympan, et se dessine souvent à la surface externe de cette membrane sous la forme d'une ligne blanchâtre à légère concavité inférieure. Elle est séparée de la longue branche de l'enclume par une distance de 1 millimètre et demi environ.

Cette face interne est en rapport avec la corde du tympan qui pénètre dans la caisse par un orifice situé à la partie supérieure de l'extrémité postérieure de la caisse, immédiatement au-dessus de la pyramide. Elle se dirige en avant, de niveau avec la poche postérieure dont elle longe le bord libre sur une petite étendue, passe entre l'enclume et le marteau, et sort de la caisse en pénétrant dans une ouverture située près de la scissure de Glaser.

A la partie supéro-antérieure de cette face interne, en avant du col du marteau, se trouvent la poche antérieure et les organes qui s'insinuent dans la scissure de Glaser (longue branche du marteau chez les enfants, artère tympanique inférieure, corde du tympan) organes qu'on pourrait léser si on incisait le tympan au-dessus de l'apophyse externe et si on pénétrait trop avant dans la cavité de la caisse. La paroi interne de la caisse est située en face du tympan. On y remarque une saillie allongée, appelée promontoire, qui correspond aux parties centrales et antéro-moyennes du tympan.

Tels sont les rapports de cette saillie avec le tympan vu de face, mais lorsqu'on examine cette membrane en se plaçant vis-à-vis du méat auditif externe, on la voit obliquement, de sorte que, si on perforait le tympan en arrière du manche du marteau par exemple, on rencontrerait la paroi interne de la caisse dans un point situé en avant de l'incision. La direction oblique que suit l'instrument explique donc pourquoi, en incisant le tympan dans sa moitié antérieure, on ne risque réellement de léser que les parties situées en avant du promontoire ; mais celles-ci sont résistantes, assez éloignées de la membrane, et il est facile de les éviter.

On remarque, à la partie supéro-postérieure du promontoire, la fenêtre ovale fermée par la base de l'étrier, tandis que la niche, au fond de laquelle se trouve la fenêtre ronde, est située à sa partie inféro-postérieure.

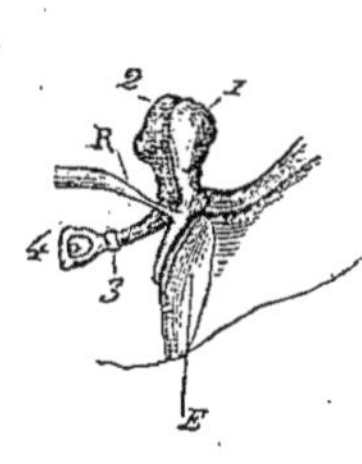

Fig. 5.

La cavité du tympan est traversée par une chaîne d'osselets qui sont, du tympan à la fenêtre ovale, le marteau, 1, *Fig. 5*, l'enclume, 2, et l'étrier, 3, 4. Le marteau, le plus long d'entre eux, est composé d'une tête, d'un col et de deux apophyses. La tête est située dans l'arrière-cavité de la caisse, en avant du corps de l'enclume avec lequel elle s'articule par énarthrose au moyen d'une facette située à sa face postérieure. Le col, long d'un millimètre environ, est en rapport par son côté interne avec la corde du tympan qui le croise à angle droit. Des deux apophyses, l'une, l'apophyse grêle de Rau, se dirige vers la scissure de Glaser et sert d'attache au muscle externe du tympan, l'autre, l'apophyse externe située au-dessous du col, pourrait être considérée comme l'extrémité supérieure du manche du marteau ; elle forme à la surface du tympan une saillie qui a été décrite.

Le manche du marteau, situé dans l'épaisseur du tympan, est placé plus en dehors que la tête, 1, de cet osselet, et forme avec cette dernière un angle obtus de 130° à 135° dont l'ouverture regarde la paroi interne de la caisse. Cet angle explique pourquoi l'extrémité de la lame du ténotome rencontre la tête du marteau, si, dans le mouvement de rotation exécuté pour couper le tendon, elle se trouve placée trop au-dessus de l'apophyse externe.

Le corps de l'enclume présente, à sa partie moyenne, une facette qui s'articule avec la facette correspondante de la tête du marteau. Des deux apophyses, l'une, à peu près horizontale, est fixée à une saillie de la paroi supérieure de la cavité tympanique, l'autre, située en arrière et en dedans du marteau, se dirige en bas, à peu près verticale-ment. Son extrémité inférieure descend moins bas que celle du manche du marteau et se recourbe de façon à regarder directement la paroi interne de la caisse et à s'articuler avec le sommet de l'étrier. Elle est située à 2 millimètres environ de la partie correspondante du tympan et à près de 3 millimètres et demi de la partie moyenne du bord antérieur du manche du marteau.

L'étrier, placé entre l'extrémité inférieure de la longue branche de l'enclume et la fenêtre ovale, se dirige de dedans en dehors, d'avant en arrière et de haut en bas ; sa branche antéro-postérieure est située à 2 millimètres en-viron de la partie moyenne du tendon réfléchi du muscle tenseur du tympan. On voit, par cette faible distance, combien il est facile de rencontrer la chaîne des osselets pendant le mouvement de rotation du ténotome.

Le muscle interne, ou tensor tympani, R, *Fig. 4*, allongé, fusiforme, s'insère à la portion fibro-cartilagineuse de la trompe, M, *Fig. 4*, près du sphénoïde, derrière le trou sphéno-épineux, s'engage dans le conduit qui lui est propre, et, passant au-dessus et en dedans de la portion osseuse de la trompe, se dirige vers le bec de cuiller (situé un peu en avant et au-dessus de la fenêtre ovale), où il se réfléchit à angle droit en, r, *Fig. 4*, pour aller s'insérer au bord interne et à la face antérieure du manche du marteau, un peu au-dessous de l'apophyse externe. Le glissement de ce muscle, au niveau du bec de cuiller, est facilité par une synoviale.

Il mesure, du bec de cuiller au point d'insertion, une longueur de 2 millimètres et demi à 3 millimètres. Il est complètement entouré d'une membrane fibreuse qui se continue jusqu'à son insertion au manche du marteau, et est destinée, d'après Toynbee (1), à maintenir constante la concavité du tympan, afin que l'action du muscle ne soit pas continue.

L'insertion du tendon qui nous occupe, située environ à 1 millimètre au-dessous de l'apophyse externe, a une grande importance dans la ténotomie de ce tendon, parce qu'elle donne au chirurgien la longueur de la lame de bistouri dont il doit se servir. Cette lame, introduite dans la caisse en avant du manche du marteau, doit avoir pendant le mouvement de rotation son extrémité très-peu au-dessus de l'apophyse externe.

Les insertions de ce muscle indiquent qu'il est destiné à donner au tympan un certain degré de tension. Tous les auteurs sont d'accord sur ce point; mais il n'en est pas de même sur la manière dont la membrane est tendue. Rien ne me paraît plus net cependant. Toutes les fois que le

---

(1) *Anatomie du temporal appliquée à l'étude des maladies de l'oreille. Gazette médicale de Vienne*, 1867, n°s 53, 54, 55.

muscle tenseur se contracte, il accomplit deux actions
bien différentes. Il attire en dedans le manche du marteau, la grande branche de l'enclume, et fait pénétrer l'é-
trier plus profondément dans la fenêtre ovale, tandis que
la tête du marteau et le corps de l'enclume se portent en
dehors. De plus, comme son tendon réfléchi est inséré au
bord interne du manche du marteau et à une partie de sa
face antérieure, il fait exécuter à cet osselet un mouvement
de rotation pendant lequel cette face antérieure tend à se
tourner vers la paroi interne de la caisse et la face posté-

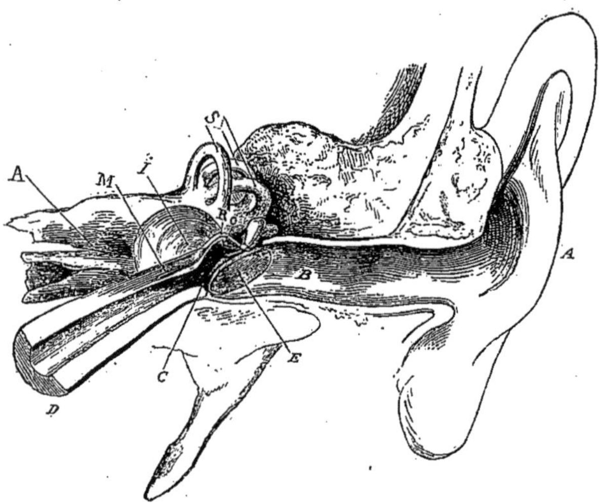

Fig. 4.

rieure vers le conduit. Pendant ce double mouvement de
bascule et de rotation, le tympan est attiré en masse vers
l'intérieur de la caisse, surtout dans sa moitié antérieure,
d'où il résulte que, dans la rétraction du tensor tympani,
cette partie de membrane doit être beaucoup plus tendue
que l'autre ; c'est ce que les faits cliniques prouvent sura-
bondamment.

ANATOMIE PATHOLOGIQUE. — La rétraction du tendon du

muscle tenseur du tympan est consécutive à l'obstruction prolongée ou à l'oblitération de la trompe, ou est produite par la sclérose partielle ou générale de la caisse.

La ténotomie, dans l'obstruction de la trompe, ne serait indiquée que si, la trompe étant redevenue libre, le tendon restait raccourci, cas que je n'ai pas encore rencontré. Dans l'oblitération incurable on comprend qu'elle ne pourrait être suivie d'aucun bon résultat. Je ne m'occuperai donc que de la sclérose partielle ou générale de la caisse.

La séro-muqueuse qui tapisse les parois de la caisse du tympan est très-mince à l'état normal, et est si intimement unie au périoste que ces deux membranes paraissent n'en former qu'une. Elle est susceptible de subir des modifications lentes, insidieuses, et dont on ne peut définir la cause (Toynbee). Quelquefois, cet état pathologique survient à la suite d'une inflammation aiguë ou chronique, simple ou suppurative. Dans ce cas, la résorption étant incomplète, on voit persister des néoplasmes sous la forme de membranes, de brides, unissant entre elles des parties différentes (Wendt). Ces produits pathologiques, généralement minces, blanchâtres, ont une structure semblable à celle de la fibro-muqueuse. Leur stroma est fibreux, entouré de quelques fibres élastiques et recouvert d'épithélium pavimenteux (1). Ils peuvent être frappés de dégénérescence graisseuse, prendre une consistance plus solide et devenir le siége de dépôts calcaires et osseux. (Valsalva, Itard, Deleau, Triquet, Toynbee, de Troeltsch.)

La muqueuse de la caisse est atteinte d'une rétraction lente et progressive. Les vaisseaux qui la parcourent s'atrophient peu à peu et bientôt membranes et osselets deviennent immobiles. (Tillaux.) (2)

---

(1) Bouchain, thèse de Paris, 1877, in-8. Parent.
(2) *Anatomie topographique*, 1ᵉʳ fascicule, p. 124. Paris, Asselin, 1875.

Le manchon fibreux qui entoure le tendon réfléchi du muscle tenseur du tympan subit les mêmes modifications que la muqueuse et attire le manche du marteau vers l'intérieur de la caisse. Ces modifications pathologiques envahissent parfois les parois de la caisse, la chaîne des osselets, les muscles et les fenêtres, mais le plus souvent elles sont circonscrites ; quelquefois même le tendon et son manchon sont seuls affectés à des degrés variables, comme le prouvent les nécropsies faites dans ces derniers temps. Ainsi, sur 51 sujets affectés de bourdonnements et de surdité, M. Weber-Liel a trouvé 23 fois la longueur du tendon de 1 mm. 1/2, 1 mm., 1/2 mm., la muqueuse de la caisse et de la fenêtre ovale hypertrophiée, du liquide dans la caisse et des adhérences dans différents points ; 19 fois, le tendon était partiellement atteint de dégénérescence graisseuse ou atrophié ; neuf fois la caisse ne présentait d'autres altérations que celles du tendon. La synoviale qui facilite le glissement du tendon sur le bec de cuiller est ordinairement desséchée.

Symptomes. — Les bourdonnements susceptibles de disparaître par la ténotomie du tensor tympani sont ceux qui dépendent d'une pression intra-labyrinthique.(Weber-Liel.) En effet, nous avons dit que, par suite de la rétraction du tendon, le manche du marteau est attiré vers l'intérieur de la caisse, et que la platine de l'étrier est poussée plus profondément dans la fenêtre ovale et comprime le liquide de l'oreille interne. Cette compression modifie la circulation dans le labyrinthe, donne naissance à des vertiges, à des bourdonnements, et plus tard à la paralysie du nerf auditif.

*Symptômes subjectifs*. — Les bourdonnements, primitivement faibles et intermittents, ensuite continus et plus forts, atteignent parfois une intensité telle qu'ils troublent le repos du malade, ne lui laissent pas de trève, le plongent dans une tristesse profonde et le poussent parfois au suicide. Ces bourdonnements augmentent encore pendant la nuit, et, si le malade se réveille, il éprouve une grande difficulté à se rendormir. Ils siégent dans l'oreille même, dans tout le côté correspondant de la tête, parfois dans toute

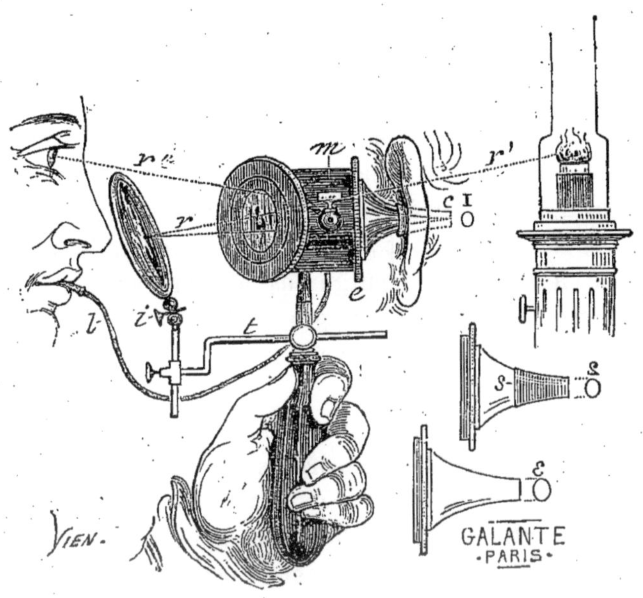



Fig. 5.

la tête. Les malades les comparent au bruissement de l'eau qui va bouillir, ou mieux encore au sifflement d'un gaz s'échappant avec force d'un robinet.

Quelque temps après le début de ces bruits, les malades ressentent assez souvent des battements qui, par moments, et pendant les temps humides principalement, deviennent très-forts. On fait disparaître ces sifflements ou on en modifie l'intensité pendant quelques secondes ou quelques minutes, en aspirant l'air renfermé dans le conduit au moyen du spéculum pneumatique (Fig. 5.), ou à l'aide d'un tube en caoutchouc dont une extrémité, munie d'une olive en ivoire ou en caoutchouc durci, est introduite dans le méat auditif pendant que l'autre est placée dans la bouche de l'observateur.

L'aspiration doit être répétée plusieurs fois de suite, ou continuée pendant une durée de cinq à vingt secondes. Elle produit une sensation d'allégement dans la tête, d'oreille dégagée, et diminue d'autant plus les bourdonnements qu'elle a été plus énergique et plus prolongée. Toutefois, il ne faut pas exagérer l'aspiration dans la crainte de donner inutilement naissance à des douleurs et des ecchymoses. Dans les cas les plus désavantageux, les bourdonnements réapparaissent immédiatement après l'aspiration. Pendant le cours de l'affection, et principalement durant la première période, le malade ressent, à des intervalles variables, des étourdissements et des vertiges faciles à expliquer par la compression du liquide labyrinthique.

*Symptômes fonctionnels.* — Au début de la maladie, l'audition du malade est encore assez bonne pour lui permettre d'entendre le tic-tac de la montre et la voix à une distance relativement considérable; mais, à mesure que la tension de la membrane augmente par suite de la rétraction du tendon réfléchi, l'acuité auditive diminue et devient enfin si faible que le tic-tac de la montre appliquée contre le méat n'est même plus entendu.

*Symptômes objectifs.* — Le conduit auditif externe est ordinairement large, sec, rectiligne. La moitié antérieure du tympan acquiert un degré de tension d'autant plus considérable que le muscle se rétracte davantage, et l'entrée de l'air dans la caisse ou l'emploi du spéculum pneumatique ne détermine, dans cette partie de la membrane, que des mouvements de plus en plus faibles. Sa moitié postérieure est tantôt concave, tantôt convexe du côté du conduit et plus mobile qu'à l'état physiologique ; mais cette convexité et cette mobilité sont dues aux insufflations d'air dans la caisse auxquelles les malades ont longtemps été soumis, ou à l'abus du procédé de Valsalva.

Les parties postéro-supérieures du tympan, qui doivent être libres d'adhérences, acquièrent parfois assez de transparence pour laisser apercevoir une partie de la grande branche de l'enclume, de la branche postéro-inférieure de l'étrier et de la poche postérieure. La membrane du tympan offre des aspects divers : tantôt grise, lisse, brillante, elle est très-sensible au contact du stylet; d'autres fois, d'un gris sale, comme couverte de buée, elle a une sensibilité moindre. Il arrive encore qu'elle est sclérosée, d'un gris blanchâtre, parsemée d'une fine poussière épithéliale. Dans ce dernier cas, elle est dure, rigide et crie sous le bistouri comme une lame de parchemin. Le manche du marteau, comme je l'ai dit, est attiré vers l'intérieur de la caisse en raison directe de la rétraction du tendon, et la saillie produite par l'apophyse externe est plus sensible à mesure que le manche devient plus oblique. La poche postérieure est souvent saillante et très-visible. Le triangle lumineux, modifié dans sa forme et son étendue, est d'autant plus brillant que la surface de la membrane reste plus lisse ; mais il n'existe plus ou est réduit à l'état de tache lorsqu'elle est sclérosée. La luette est souvent déviée du côté le moins malade, par suite de la paralysie partielle de ses fibres musculaires.

*Symptômes acoustiques*. — L'air insufflé dans la caisse, par le procédé de Valsalva, produit un bruit de souffle ou quelques craquements secs, dus à la projection du tympan vers le conduit. L'emploi de la sonde laisse entendre un bruit de souffle normal, rude ou râpeux, tubaire ou amphorique, accompagné parfois du claquement partiel du tympan.

L'insufflation d'air donne souvent au malade une sensation de bien-être local, d'oreille dégagée, augmente les bourdonnements pendant qu'on la fait, et n'améliore pas la surdité d'une manière sensible. Il peut arriver que l'air ne passe pas dans la caisse par les procédés de Valsalva, Politzer, Toynbee, et qu'on soit obligé d'employer la sonde.

ÉTIOLOGIE. — Le froid humide paraît être la cause occasionnelle la plus fréquente et l'herpétisme la cause prédisposante la mieux constatée de la rétraction du *tensor tympani*. Un grand nombre de mes malades ont été affectés de cette maladie après avoir habité longtemps un pays humide. Cette lésion survient aussi à la suite d'une inflammation suppurative de la caisse, peu de jours après la cessation de l'écoulement, ou même après un laps de temps plus long. Les individus qui ont la peau fine et blanche, des tissus flasques et un système nerveux très-développé, y sont particulièrement prédisposés. Jusqu'à présent, cette maladie m'a paru plus fréquente chez la femme que chez l'homme.

En un mot, toutes les causes susceptibles de donner naissance à l'otite moyenne sèche peuvent produire la rétraction du *tensor tympani*.

DIAGNOSTIC. — La ténotomie du tensor tympani est particulièrement indiquée lorsqu'on trouve réunis les symptômes suivants.

La perception crânienne peut être bonne ou très-sensiblement diminuée. Les vibrations du diapason, appliqué contre le vertex au niveau de la ligne médiane, sont mieux perçues de l'oreille la plus sourde. La surdité venue lentement n'est pas assez prononcée pour que le malade n'entende plus la montre au contact du pavillon ou mieux à deux ou trois centimètres de distance. Elle est quelquefois accompagnée de vertiges et d'étourdissements, toujours de bourdonnements continuels (sifflements) qui ont augmenté progressivement et sont ordinairement plus forts la nuit que le jour.

L'aspiration de l'air renfermé dans le conduit, au moyen du tube ou du spéculum pneumatique, diminue ou fait disparaître les sifflements et donne au malade une sensation de bien-être local. Le tympan est très-tendu dans sa moitié antérieure, et le manche du marteau, plus oblique qu'à l'état physiologique, est peu mobile. L'insufflation d'air dans l'oreille moyenne, au moyen de la sonde, n'améliore pas l'audition d'une manière sensible, mais allége la tête du malade. Elle permet de constater que la trompe est libre et que ses parois fibro-cartilagineuses sont parfois relâchées, probablement par suite de la paralysie de ses muscles dilatateurs.

S'il y a des signes objectifs de catarrhe chronique de la caisse, un traitement de trois semaines au moins, précédant l'opération, est nécessaire. Ce traitement, que j'ai reconnu très-efficace, consiste en injections dans la caisse du tympan, calomel à l'intérieur, toniques, bains de vapeur (1).

Du PRONOSTIC. — Quelques praticiens, parmi lesquels se trouve le docteur Colladon (de Genève) rejetant systématiquement la ténotomie du tensor tympani, soutiennent qu'on n'obtient pas, à l'aide de cette opération, de succès durable, parce qu'il existe presque toujours des altérations pathologiques sur lesquelles la section n'a aucune influence. Pour le docteur Colladon, le résultat favorable obtenu dans quelques cas tient à la paracentèse du tympan ; de plus, les suites peuvent en être fâcheuses, puisqu'on cite un cas d'inflammation violente, consécutive à la ténotomie, qui s'étendit de l'oreille moyenne au labyrinthe et fut suivie

---

(1) Bonchain, thèse citée.

d'aggravation très-marquée de la surdité et des bourdonnements (1). Ces assertions sont erronées et faciles à réfuter.

En premier lieu, l'anatomie pathologique nous prouve que,
si des modifications coexistent souvent avec un raccourcis-
sement du tendon, il est loin d'en être toujours ainsi, puisque
dans quelques cas même le tendon seul et sa membrane
d'enveloppe sont affectés. La diminution ou la disparition
des bourdonnements et de la surdité ne dépend pas de la
paracentèse du tympan, car, si on se borne à pratiquer
cette opération, l'amélioration obtenue est de courte durée.
Les suites de l'opération peuvent être fâcheuses comme
celles de toute opération chirurgicale, mais, le danger n'est
pas assez sérieux pour proscrire une pratique offrant des
chances de succès lorsque tous les traitements médicaux
ont échoué. En envisageant les faits cliniques d'un œil
impartial, on est forcé de reconnaître que, si la ténotomie
est formellement indiquée, on améliore presque toujours
l'état du malade. En ce qui me concerne, j'ai constaté,
comme Weber-Liel, que ce résultat est d'autant plus favorable qu'on opère à une période moins éloignée du début de
la maladie. Le tendon est moins raccourci, la chaîne
des osselets moins tendue, la compression du liquide labyrinthique trop faible encore pour produire un trouble
sérieux dans la circulation locale ; de plus, la montre est
encore entendue à quelques centimètres de distance de l'o-
reille, condition très-favorable, bien qu'il soit encore possible d'obtenir des résultats avantageux quand le tic-tac
n'est plus perçu qu'au contact du pavillon. Plus tard, l'ankylose de l'étrier et la paralysie du nerf auditif rendent le
succès incertain. Cependant, même dans certains cas de
paralysie partielle, on peut diminuer les bourdonnements
et quelquefois la surdité. Cette amélioration survient lorsque

---

(1) *Congrès médical de Genève*, septembre 1877.

le tendon du tensor tympani étant coupé, l'étrier ressort un peu de la fenêtre ovale et exerce, par conséquent, une pression moindre sur le liquide labyrinthique. Si les modifications pathologiques du névrilème dépendant de la compression du liquide labyrinthique ne sont pas profondes, elles peuvent disparaître alors et le nerf auditif recouvrera sa sensibilité. C'est la cause de l'amélioration progressive de la perception crânienne qu'on remarque chez un certain nombre de malades après l'opération. Dans les cas contraires, ou lorsqu'il existe une ankylose de l'étrier, les résultats sont nuls.

Traitement. — La rétraction du tensor tympani au début peut être traitée comme l'otite moyenne sclérémateuse (1). Si elle augmente d'une manière continue, le seul traitement efficace est la ténotomie de ce muscle.

De l'opération proprement dite. — *Soins préliminaires.* — La veille de l'opération, le malade aura soin de faire un léger repas, le soir, et de se coucher de bonne heure, afin d'être plus dispos le lendemain.

*Eclairage.* — Le tympan étant situé trop profondément pour être éclairé sans le secours d'instruments et d'appareils appropriés, on écarte et on redresse les parois de la portion fibro-cartilagineuse du conduit à l'aide du spéculum, afin de faire pénétrer sans difficulté les rayons lumineux jusqu'à la membrane.

On peut employer la lumière artificielle ou la lumière naturelle, directe, réfractée au moyen d'une lentille, ou réfléchie au moyen d'un miroir concave de 14 centimètres de foyer. Seulement la première est bien préférable à la se-

---

(1) Bouchain, Th. citée.

conde, parce qu'elle est plus intense et toujours égale. La lumière réfléchie est celle qu'on préfère généralement.

On la réfléchit dans le conduit auditif externe au moyen d'un miroir concave fixé à un bandage frontal (Kramer), à la bouche (Bruns), à une paire de lunettes (Semeleder, S. Duplay), au spéculum ou à la lampe (C. Miot) (1).

Une lampe à huile d'un fort calibre fournit ordinairement la lumière artificielle. On la place sur une table, ou mieux on la fait tenir par un aide.

Weber-Liel préfère la lumière naturelle et la projette dans l'oreille externe au moyen d'un miroir concave assujetti à son fixateur de la tête.

*Chloroforme*. — L'opération étant presque toujours bien supportée, on n'a recours au chloroforme que dans les cas exceptionnels où le malade ne peut ressentir la moindre douleur sans tomber en syncope.

Lorsqu'on est forcé d'employer le chloroforme, on ne doit commencer l'opération que quand la résolution est complète, l'organe de l'ouïe étant un de ceux qui conserve le plus longtemps sa sensibilité.

*De la position du malade. De la source lumineuse. Du chirurgien. Des aides. Des instruments.* — Le malade doit être assis ou couché, la tête fortement élevée au moyen de coussins un peu durs. Les syncopes fréquentes qui surviennent lorsqu'on choisit la première position, doivent engager le chirurgien à préférer la seconde.

S'il est assis, la lampe doit être placée sur une petite table au-dessous de la tête du malade, légèrement en avant et à gauche lorsqu'on opère l'oreille droite, en arrière et à droite si on opère l'oreille gauche. S'il est couché sur un lit

---

(1) *Description de quelques instruments du* D^r *C. Miot.* Broch. Paris, 1869. Galante.

ordinaire, la lampe doit être placée derrière sa tête, de manière à ce que la flamme soit située un peu au-dessus.

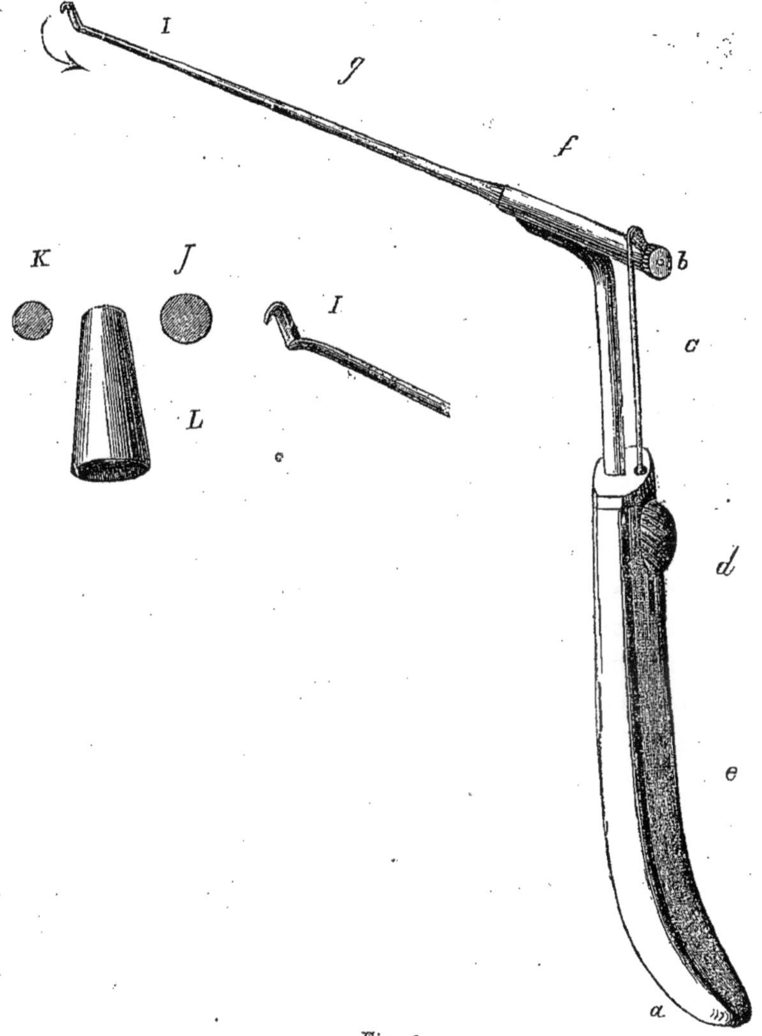

Fig. 6.

Le chirurgien est assis auprès du malade, du côté de l'oreille qu'il doit opérer; pour opérer facilement, il doit être placé, dans tous les cas, à la hauteur du malade.

Si le malade est assis, un aide suffit pour le maintenir immobile ; s'il est couché, deux aides sont indispensables, l'un pour soutenir la tête du malade, l'autre pour tenir la lampe, à moins qu'il ne soit possible de la placer convenablement sur un meuble. Dans les cas exceptionnels où l'on emploie le chloroforme, trois aides sont nécessaires.

Weber-Liel maintient immobile la tête du malade, au moyen d'un appareil spécial dont je n'ai jamais eu besoin dans toutes les opérations que j'ai faites à l'aide de mon procédé.

*Des instruments.* — Le chirurgien, suivant le procédé qu'il veut employer, doit avoir sous la main le ténotome de Weber, celui de Grüber, ou mes instruments.

*Ténotome de Weber-Liel.*—Il se compose d'une canule, f, *Fig. 6*, fixée à un manche, e. Dans cette canule passe à frottement doux la tige, g, qui est munie, à l'une de ses extrémités, d'une lame, I, en forme de crochet, et à l'autre d'un appendice, b. A celui-ci est fixé une tige métallique, c, dont l'autre extrémité est attachée au bouton, d, qui glisse dans une rainure et permet de faire exécuter à la tige, g, un mouvement de rotation, suivant la flèche, lorsqu'on le fait glisser de haut en bas.

*Couteau de Grüber.* — Il se compose d'une lame à pointe effilée, courbée sur le plat, et fixée à un manche droit. La lame doit être courbée à droite pour l'oreille gauche et à gauche pour l'oreille droite. Si la lame était tranchante des deux côtés, le même bistouri pourrait servir pour les deux oreilles.

*Instruments de l'auteur. Tympanotome.* — Il est composé d'une lame triangulaire, 1, *Fig. 7*, de 5 mill. de longueur, et d'une tige, 1, longue de 5 centim., terminée par

une partie cylindrique, *c*, qui a 1 centim. de longueur et
est destinée à être assujettie dans le manche, 2, au moyen
de la vis, *v*, qui pénètre dans la cupule, *u*, du tympanotome.

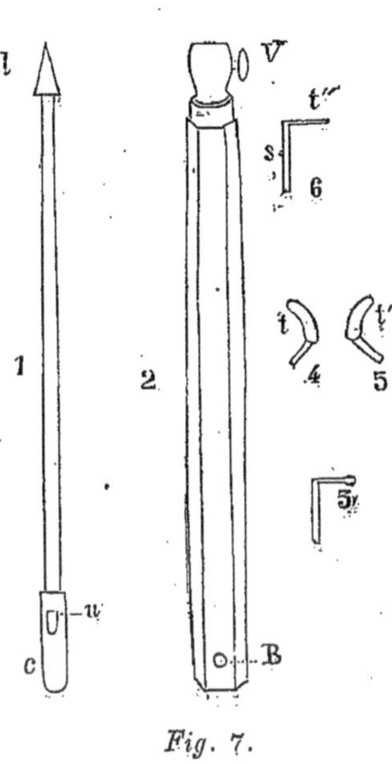

*Fig.* 7.

J'ai fait donner à la lame
une forme triangulaire, afin
que sa base fût bien distincte
de la tige, et qu'on pût voir
facilement à quelle profondeur
elle pénétrait dans la caisse
pendant l'incision.

*Ténotomes.* — Il y a deux
ténotomes : l'un a un tranchant, *t*, qui regarde à gauche
et est destiné à couper le tensor tympani droit; l'autre a
son tranchant, *t'*, qui regarde
à droite, et doit couper le tensor tympani gauche.

Chacun de ces ténotomes
est composé d'une lame, *t''*,
de 4 mm. de longueur, et
d'une tige, 6, coudée à angle
droit. Le tranchant, *t*, *t'*, est recourbé en forme de ser-
pette. La tige, 6, semblable à celle du tympanotome, est
munie, du côté opposé à la lame, d'une petite saillie arrondie, *s*, située à 3 mm. du talon de la lame, et destinée à
indiquer dans quel sens et à quelle profondeur l'instrument
pénètre dans la caisse.

Le crochet, 3, en argent, de 4 mm. de longueur, est très-
mince, a une extrémité arrondie et est coudé à angle droit
avec la tige ; il est destiné à reconnaître la direction du
tendon après la section du tympan, lorsqu'on n'a pas l'habitude de pratiquer la ténotomie.

Le manche, 2, demi-grandeur nature, a une forme hexagonale. A l'une de ses extrémités, il y a une vis, V, et à l'autre, un disque blanc, B, qui sert à indiquer dans quel sens doit être dirigée la lame du ténotome pendant l'opération. Un seul manche peut suffire à tous les cas, mais il vaut mieux en avoir deux.

III. — DES PROCÉDÉS OPÉRATOIRES. — *Procédé de Weber-Liel.* — Il comprend 4 temps. — 1er *temps.* Introduction de la tige de l'instrument dans le conduit auditif externe et section du tympan.

2e *temps.* Introduction du ténotome dans la caisse.

3e *temps.* Rotation de la lame ; section du tendon.

4e *temps.* Sortie de l'instrument.

Le malade étant assis et ayant la tête maintenue immobile, dans une position oblique, au moyen de l'appareil dont j'ai parlé précédemment, et les parois de la portion fibro-cartilagineuse étant redressées et écartées l'une de l'autre, on saisit à pleine main, de la main droite, le manche, *e*, de l'instrument, et on introduit dans le conduit la tige, *g*, jusqu'à ce que la lame, I, soit parvenue au tympan, puis on perfore cette membrane un peu au-dessous et en avant de l'apophyse externe avec la lame qu'on fait pénétrer dans la caisse de manière à la placer immédiatement en dedans du manche et du col du marteau. A ce moment, on fait glisser de haut en bas, le bouton, *b*, dans la rainure. La lame exécute alors ainsi que la tige, *g*, un mouvement de rotation, indiqué par la flèche, pendant lequel le tendon est coupé.

La section achevée, on fait glisser le bouton de bas en haut, et la tige, *g*, exécute un mouvement de rotation en sens inverse pendant lequel la lame, I, reprend sa position première. Alors, il ne reste plus qu'à tirer l'instrument à soi pour le faire sortir de l'oreille.

L'instrument de Weber-Liel offre l'avantage d'opérer assez vite, mais il a l'inconvénient de couper le tendon d'une manière automatique, et de laisser moins sentir la résistance des parties touchées que si on emploie le couteau de Grüber ou mon ténotome; de plus, il n'est pas très-facile de varier l'obliquité de la lame, I, introduite dans la caisse, et de la retirer de cette cavité.

*Procédé de Grüber.* — Il consiste à inciser le tympan à 1 mm. en avant de l'apophyse externe et à faire pénétrer le bistouri obliquement dans la caisse, la concavité regardant le manche du marteau, de façon à atteindre le tendon réfléchi du tensor tympani.

Le tympan coupé, on enfonce l'instrument le plus obliquement possible de dehors en dedans et d'avant en arrière, afin que sa lame soit située en dedans du col du marteau. A ce moment, on abaisse la lame de l'instrument et on coupe le tendon réfléchi d'un seul coup, ou en faisant deux ou trois petits mouvements de scie. Il ne reste qu'à retirer l'instrument.

Ce procédé présente plusieurs inconvénients. D'abord, pour que la lame de l'instrument puisse rencontrer le tendon, il faut qu'elle soit très-courbée sur le plat et pénètre très-obliquement dans la caisse. On ne peut donc opérer avec facilité que dans un conduit large, dont la paroi antéro-inférieure est peu incurvée dans sa partie moyenne ; de plus, la lame de l'instrument rencontrant le tendon obliquement, il peut arriver que l'obliquité donnée à l'instrument ne soit pas assez grande et que la lame n'ait pas une courbure suffisante pour couper le tendon et les parties postérieures du manchon fibreux qui l'entourent.

Enfin, on ne peut éviter de couper ou tout au moins de léser la corde du tympan.

*Procédé de l'auteur.* — L'opération se fait en quatre temps : 1er *temps*. Incision du tympan. — 2e *temps*. Introduction du ténotome. — 3e *temps*. Rotation du ténotome et section du tendon. — 4º *temps*. Rotation du ténotome en sens inverse, sortie de l'instrument.

1ᵉʳ *temps*. Le chirurgien saisit, comme une plume à écrire, le manche dans lequel est introduit le tympanotome, fait pénétrer la lame jusqu'au tympan qu'il incise à 1 mm. au-dessous et en avant de l'apophyse externe, 1 *Fig. 8*, puis il prolonge l'incision de haut en bas suivant la ligne 2, sur une longueur de 5 à 6 mm., de façon à ce que l'extrémité inférieure de l'incision soit assez éloignée du manche du marteau pour ne pas intéresser des vaisseaux qu'il importe de ménager.

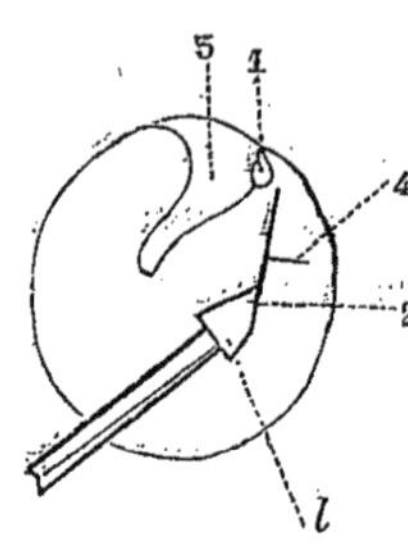

*Fig. 8.*

Lorsque l'incurvation de la paroi antéro-inférieure du conduit auditif externe empêche de prolonger l'incision aussi loin, il est nécessaire d'en faire une seconde, 4, perpendiculaire à la première, afin de suppléer à la longueur de la plaie par sa largeur, et de rendre facile, par ce moyen, l'introduction du ténotome.

2º *temps*. Le chirurgien, tenant le manche du ténotome comme une plume à écrire, insinue sa lame, 1, *Fig. 9*, entre les lèvres de la plaie, parallèlement à la longueur de l'incision, 1, et la fait saillir légèrement dans la caisse, en ayant soin de relever son extrémité arrondie jusqu'à ce qu'elle dépasse un peu l'apophyse externe, 1.

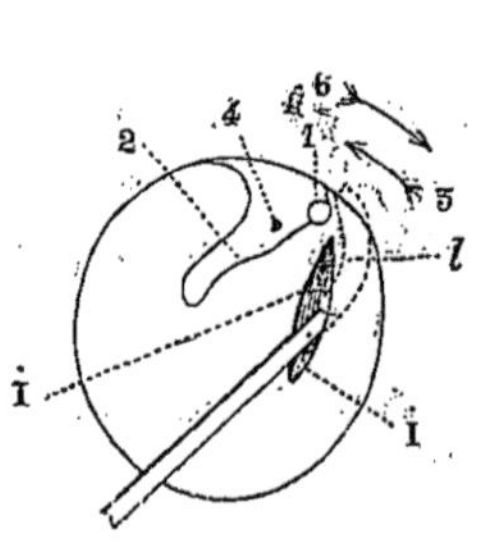

*Fig. 9.*

5º *temps*. Il fait ensuite exécuter au manche un mouvement de rotation pendant lequel la lame se place en dedans du col et du manche du marteau, 2. En continuant ce mouvement de rotation suivant la flèche, 3, on rencontre le tendon réfléchi du *tensor tympani* inséré en 4, et on le coupe en exerçant une légère pression. Au moment de la section, on éprouve une sensation de résistance vaincue, et on entend, le plus souvent, un bruit comparable à celui que produirait une ficelle tendue qu'on couperait.

*4e temps.* Pour retirer l'instrument, on fait exécuter à sa tige un mouvement de rotation en sens contraire, comme l'indique la flèche, 6, jusqu'à ce que sa lame soit placée en face de la plaie. Il ne reste plus qu'à l'attirer à soi jusqu'à la sortie de l'oreille.

La lame ne doit pas être introduite trop profondément, afin de ne pas rencontrer le bec de cuiller que sa résistance osseuse, tout à fait différente de celle du tendon, permet de reconnaître. Son sommet doit à peine dépasser l'apophyse externe pour ne pas être arrêtée, pendant le mouvement de rotation, par la tête du marteau; de plus, l'instrument ne doit pas être trop abaissé au moment où il pénètre dans la caisse, de façon à ne pas passer au-dessous du tendon et à ne pas rencontrer la grande branche de l'enclume ou la branche antéro-supérieure de l'étrier, dont la résistance, semblable à celle du bec de cuiller, est facile à distinguer de la résistance demi-élastique du tendon.

Lorsqu'on n'a pas une grande habitude de cette opération, il est prudent de s'assurer de la position du tendon à l'aide du crochet, 3, *Fig.* 7, avant d'introduire le ténotome. On suit, pour son introduction, les règles indiquées plus haut.

*Accidents pendant l'opération.* — L'incision du tympan ne cause pas ordinairement une douleur assez vive pour empêcher de continuer l'opération. Cependant elle peut déterminer une syncope assez prolongée et obliger le chirurgien à laisser reposer le malade pendant quelques minutes, ou même à remettre l'opération à un autre jour. Ces accidents nerveux surviennent principalement chez les personnes blondes, à peau flasque et à chair molle, et lorsqu'on a négligé d'émousser la sensibilité du tympan et du conduit.

Pendant l'introduction du ténotome, la douleur, vive, cuisante, cause une syncope plus souvent encore que l'incision. Assez fréquemment la syncope ne se produit qu'après l'opération.

Le mouvement de rotation du ténotome doit être exécuté avec douceur afin que, si on rencontre la grande branche de l'enclume ou l'étrier, on ne courre pas le risque de désarticuler ces osselets, l'étrier principalement, et de produire une inflammation consécutive de l'oreille interne qui pourrait s'étendre au cerveau et causer la mort.

Il peut arriver que le fond de l'oreille, par suite des mouvements du malade, ne soit plus éclairé quand le ténotome est engagé dans la caisse ; il faut alors maintenir l'instrument en place et éclairer de nouveau l'oreille avant de continuer l'opération. En agissant autrement, le chirurgien s'exposerait à causer des désordres graves. Si le ténotome était enclavé dans la chaîne des osselets, il faudrait le dégager doucement en lui faisant exécuter des mouvements peu étendus.

*Hémorrhagie.* — L'incision du tympan cause un écoulement sanguin qui est parfois assez abondant pour couvrir les lèvres de la plaie, une partie du tympan, et gêner l'introduction du ténotome ; dans ce cas on laisse reposer le malade pendant quelques minutes, et, après avoir enlevé le sang épanché avec un mince bourdonnet de coton, on distingue suffisamment les lèvres de la plaie. Pour ne pas léser les gros vaisseaux qui longent le manche du marteau, il est très-important de commencer l'incision à un millimètre ou deux en avant du manche du marteau, et de la prolonger directement de haut en bas de manière à s'éloigner de cette apophyse.

*Pansement. Soins consécutifs.* — Après l'opération et lorsqu'on a laissé reposer le malade pendant quelques minutes, on a soin de projeter la membrane du tympan du côté du conduit, de manière à éloigner l'une de l'autre les surfaces de section du tendon. Pour obtenir ce résultat, on fait pénétrer de l'air dans l'oreille moyenne à l'aide de la méthode de Valsava qui réussit presque toujours, du procédé de Politzer, de Toynbee ou du cathétérisme. Au moment où l'air passe à travers la plaie du tympan, le malade ressent une douleur vive, cuisante, et on entend une crépitation humide, produite par l'air passant à travers le sang épanché, puis un sifflement dû à l'air qui s'échappe à travers la perforation du tympan.

Pour éviter les accidents inflammatoires qui pourraient survenir, le malade doit garder le repos à la chambre pendant un jour ou deux, maintenir un bourdonnet de coton dans le conduit, couvrir le pavillon avec un bandeau, et observer une demi-diète. Il est prudent de prendre ces précautions pendant quelques jours. Lorsqu'elles sont observées, il est rare que le malade éprouve autre chose qu'une cuisson vive; cependant, une douleur intense se fait parfois sentir et s'irradie le long du bord antérieur du muscle sterno-mastoïdien. Rarement il survient des élancements dans le fond de l'oreille. Ces douleurs ne troublent pas le sommeil du malade et disparaissent promptement.

Le jour de l'opération, il y a un écoulement sanguin produit par la section des artérioles du tympan et du tendon réfléchi du muscle tenseur de cette membrane. Cet écoulement, ordinairement insignifiant, peut cependant être parfois assez abondant pour former dans la caisse un épanchement considérable, s'échapper au dehors par la trompe d'Eustache et rendre les crachats sanguinolents.

Après l'opération, le manche du marteau s'injecte et cesse d'être visible; les parties du tympan correspondant à l'incision sont généralement imbibées, plus ou moins rouges, et

presque entièrement recouvertes par un caillot sanguin.
Quelquefois, toute la moitié antérieure de la membrane est
imbibée et présente une teinte d'un gris rougeâtre plus ou
moins prononcé. La paroi supérieure de la portion osseuse
est aussi plus ou moins rouge.

La plaie tympanique se cicatrise le plus souvent au bout
d'un jour ou deux. Parfois, la cicatrisation ne se fait que
sur la plus grande étendue de la plaie, dont l'autre partie
reste béante pendant quinze ou vingt jours, souvent moins,
rarement plus. La rougeur de la membrane diminue progressivement et disparaît d'autant plus vite que la cicatrisation est plus rapide. Le caillot sanguin tombe longtemps
après la disparition de tous les symptômes inflammatoires ;
la chute en a lieu ordinairement du quinzième au vingtième
jour, parfois beaucoup plus tard. En disparaissant, il
laisse à découvert une ligne grisâtre formée par le tissu
cicatriciel; cette ligne s'efface peu à peu dans le plus grand
nombre des cas. Quelquefois la plaie devient le siége d'une
hypérémie violente, et il survient une inflammation suppurative aiguë de l'oreille moyenne qui s'étend à l'oreille
interne, augmente la surdité et les bourdonnements.
Toutefois, cette complication est très-rare. Je ne l'ai pas
vue se produire, et le D<sup>r</sup> Colladon, ennemi déclaré de la
ténotomie, n'a pu en citer qu'un cas.

*Résultats de la ténotomie.* — Immédiatement après
l'opération, les sifflements disparaissent, diminuent, ou
sont remplacés par un léger bruit, semblable à celui que
produit un petit coquillage appliqué sur le pavillon de
l'oreille au niveau du méat. Mais ce bruit est si faible,
comparé au sifflement insupportable qui obsédait le malade,
qu'il se sent très-soulagé, la tête plus libre et est très-satisfait
de son nouvel état.

Quelquefois les bourdonnements diminuent progressivement, et il faut attendre plusieurs semaines un résultat

définitif. Dans d'autres cas, ils redeviennent assez forts, par suite d'une rétraction nouvelle du tendon qui se ressoude. Une seconde opération, semblable à la première, est alors nécessaire pour maintenir l'amélioration obtenue. Elle ne doit pas être faite moins de deux mois après la première.

Dans la plupart des cas, ils diminuent de moitié, des deux tiers, ou ils cessent complétement. Pour obtenir ce dernier résultat, il faut pratiquer l'opération avant que des lésions organiques, autres que celles du muscle tenseur, se soient produites, comme, par exemple, celles de l'articulation de l'étrier et de la fenêtre ovale.

Les bourdonnements produits par une pression intralabyrinthique, sont modifiés avantageusement par la ténotomie du tensor tympani, parce que la section de ce tendon fait cesser la compression du liquide du labyrinthe (Weber-Liel), compression qui modifie la circulation de l'oreille interne.

*Surdité.* — La surdité, après la disparition des symptômes inflammatoires, diminue d'intensité, quand il n'existe pas de modifications pathologiques des fenêtres ou de l'oreille interne. Elle s'améliore d'autant moins que les lésions sont plus avancées.

DU TRAITEMENT CONSÉCUTIF. — Dans quelques cas on n'a d'autre traitement à prescrire que celui qui consiste à insuffler, matin et soir, ou moins souvent, de l'air dans la caisse à l'aide du procédé de Valsava, et à injecter dans l'oreille, deux fois par semaine, pendant quinze ou vingt jours, une solution de chlorhydrate d'ammoniaque ou de potasse caustique. L'observation suivante prouve même que, parfois, il n'est pour ainsi dire besoin d'aucun traitement consécutif.

OBSERVATION. — *Sclérose de la caisse droite.* — *Rétraction du tensor tympani.* — *Surdité et bourdonnements survenus à la suite d'une suppuration de la caisse droite.* — *Traitement varié sans succès.* — *Ténotomie du tensor tympani.* — *Guérison.*

*25 avril 1877.* — *Symptômes subjectifs.* — M᷒ᵉ S..., trente-huit ans, chloro-anémique, cuisinière, à la suite d'un refroidissement, a ressenti, dans la nuit du 17 juin 1876, des douleurs vives dans l'oreille droite et dans la tête, suivies d'un écoulement séro-sanguinolent, puis séro-purulent, qui tarit au bout de trois mois.

Cette inflammation suppurative aiguë de la caisse a été traitée par mon confrère et ami, le docteur Gauthier, qui m'a adressé la malade.

Depuis le 17 *juin,* cette dame est à peu près sourde de l'oreille malade. Au mois d'octobre dernier, début d'un bourdonnement intense, continuel, comparable au bruit produit par un gaz s'échappant d'un robinet avec assez de force. Ce bruit, que rien ne diminue, si ce n'est l'aspiration de l'air renfermé dans le conduit, est très-désagréable à la malade, la rend triste et la préoccupe au point qu'elle y songe presque constamment. Il est plus fort la nuit que le jour et souvent l'empêche de s'endormir.

*Symptômes fonctionnels.* — Perception crânienne. — Crâne droit. — Les battements de la montre, appliquée sur les divers points de la surface crânienne, à droite, sont aussi bien perçus qu'à gauche. Le diapason, mis en vibration et appliqué contre le vertex, est mieux perçu à droite.

*Acuité auditive.* — La montre (1) placée en face du méat de l'oreille droite est entendue à 8 centimètres. La voix moyenne est entendue de la même oreille à 60 centimètres.

*Symptômes objectifs.* — Pavillon pâle, bien conformé. Conduit auditif externe, large, rectiligne, sec.

*Oreille moyenne.* — Le tympan a une coloration blanchâtre, sclérémateuse et une surface sèche, demi-brillante, couverte d'une très-fine poussière épidermique. Il est tendu, assez concave, peu mobile dans sa moitié antérieure, 1 (*Fig. 10*), très-mobile dans sa moitié postérieure, 2, qui bombe facilement du côté du conduit, quand la malade emploie le procédé de Valsava.

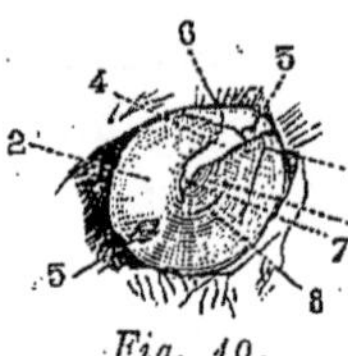

Fig. 10.

L'apophyse externe, 3, est assez saillante, d'un blanc jaune

---

(1) Ma montre est entendue à 4 mètres, dans un endroit calme, par une personne qui a l'ouïe fine.

pâle; le manche du marteau, 4, plus oblique en dedans et en arrière qu'à l'état normal, à peu près immobile, a la même teinte que l'apophyse externe. Un peu au-dessous du manche et à la partie postéro-inférieure du tympan, existe une partie déprimée, 5, grisâtre, très-mobile, de 2 millimètres 1/2 de largeur environ, produite par le tissu cicatriciel qui a oblitéré la perforation. La poche postérieure, 6, est très-visible. Le triangle lumineux est réduit à une raie, 8, et à un point, 7, assez brillants. La gorge est pâle.

*Symptômes acoustiques.* — L'insufflation d'air dans la caisse, au moyen de la sonde, permet de constater que les trompes sont larges, libres, sèches. Elle cause à la malade une sensation de bien-être dans l'oreille, allége la tête et diminue le bourdonnement. Après l'insufflation d'air, la montre est entendue de l'oreille droite à 10 centimètres. En faisant des aspirations énergiques avec le spéculum pneumatique (fig.) ou le tube, les bourdonnements disparaissent pendant quelques secondes.

*Traitement* : 1° Fer et quinquina ; 2° gargarisme au chlorhydrate d'ammoniaque; 3° injection de chlorhydrate d'ammoniaque en solution, au 60ᵐᵉ, dans la caisse droite, deux fois par semaine. Procédé de Valsava, chaque matin.

5 *mai.* — L'acuité auditive de l'oreille droite a augmenté de quelques centimètres pendant les premiers jours du traitement, puis elle est restée stationnaire. Les bourdonnements, moins forts après chaque injection, reparaissent avec la même intensité au bout de quelques minutes ou de quelques heures. Je me décide à faire à cette malade la ténotomie du *tensor tympani*. Le 6 *mai*, assisté de M. P. Portalier, étudiant en médecine, je commence l'incision, 9 (*Fig. 10*), à 1 millimètre en avant et au-dessous de l'apophyse externe, et je la prolonge sur une longueur de 5 millimètres environ. Le tympan est dur, comme fibro-cartilagineux, et craque sous l'instrument comme du parchemin sec. La douleur pendant l'opération est supportable. Je retire mon bistouri, j'introduis le ténotome dans la caisse et je coupe le tendon ; au moment de la section, on entend un craquement comparable à celui qui se produit lorsqu'on coupe une corde à boyau tendue. Immédiatement après l'opération, la montre est entendue à 20 centimètres de distance, et le sifflement est remplacé par un bourdonnement très-faible. — *Prescription* : Garder le repos au lit. Bouillons, potages. Employer le procédé de Valsava, quatre fois par jour.

6 *mai*, le soir. — Caillot sur la paroi antéro-inférieure du conduit et sur la plaie du tympan. Crachats sanguinolents; du sang épanché dans la caisse s'est écoulé dans la région naso-pharyngienne. La réunion de la plaie du tympan doit être

faite, puisque l'air ne passe plus à travers la perforation. *Oreille droite*, 2 centimètres à la montre.

9 *mai.* — Pas de douleur; le bourdonnement, aussi faible qu'un petit bruit de coquillage, ne gêne plus la malade. *Oreille droite*, 8 cent. 19 *mai.* — *Oreille droite*, 26 centimètres.

*Traitement* : Injection de chlorhydrate d'ammoniaque dans la caisse (solution au 60$^{me}$). Procédé de Valsava, trois fois par jour. Fer et quinquina.

25 *mai.* — *Oreille droite*, 90 *centimètres.* La voix moyenne faible est entendue de l'*oreille droite à 3 mètres.*

5 *février* 1878. — *Oreille droite*, 1 mètre à la montre. La malade suit bien la conversation de l'oreille droite. Les bourdonnements sont remplacés par un bruit de coquillage imperceptible.

REMARQUES. — Je suis persuadé que le résultat obtenu aurait été le même si la malade avait employé seulement le procédé de Valsava.

On commence ordinairement les injections quand l'hyperémie du tympan a disparu, et lorsque l'emploi du procédé de Valsava ne détermine plus de douleur, c'est-à-dire huit jours environ après l'opération, rarement plus tôt, assez souvent plus tard. On doit en suspendre l'usage pendant quelques jours et les remplacer par des insufflations d'air, si elles causent une inflammation aiguë. Il est parfois nécessaire de continuer l'emploi des injections dans la caisse pendant 6 à 7 mois, comme le prouve l'observation qui suit :

OBSERVATION. — *Otite sèche de la caisse gauche.* — *Rétraction du tensor tympani.* — *Bourdonnements.* — *Surdité.* — *Traitement varié sans succès.* — *Ténotomie du tensor tympani.* — *Guérison.*

10 *avril* 1877. — *Symptômes subjectifs.* — M$^{me}$ F..., trente-quatre ans. Nervoso-lymphatique. Chloro-anémique. Réglée à 12 ans et demi. Il y a deux mois, la malade a ressenti dans l'oreille gauche des bourdonnements qui sont survenus brusquement et ont duré trois jours. Au bout de huit jours, ils sont revenus avec des intermittences. Depuis un mois seulement, ils sont continuels, très-forts, et comparables au bruit produit par des feuilles agitées par le vent. Lorsque les bourdonnements sont très-intenses, la malade les diminue en secouant fortement la

portion fibro-cartilagineuse du conduit au moyen du doigt.
Fatigue physique et morale très-grande depuis quelques
mois. L'insufflation d'air dans la caisse et les aspirations
d'air faites avec le spéculum pneumatique font disparaître
complétement le bourdonnement pendant deux à trois
minutes, lui allègent la tête et lui donnent un sentiment de
bien-être local.

*Symptômes fonctionnels.* — Crâne gauche bon à la montre.
Diapason mieux perçu de l'oreille gauche. Oreille gauche,
30 centimètres. Voix moyenne mal entendue à 2 mètres.

*Symptômes objectifs.* — Conduit très-large, sec, rectiligne.

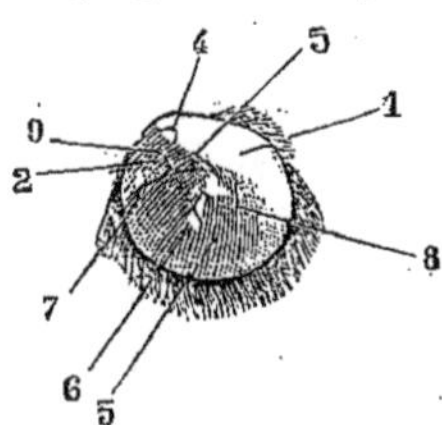

Fig. 11.

Tympan gauche. — Surface demi-brillante, convexe en 1, (*Fig. 11*), à peu près
plane en 2, très-concave en 3 ; coloration d'un gris blanchâtre. Apophyse externe, 4, saillante. Manche du marteau,
5, oblique en dedans, en arrière et en
haut. Triangle lumineux, 6, assez brillant, rapetissé. Deux plicatures pronon-
cées, 7, 8, partent de la partie moyenne
du manche du marteau. Gorge saine.

*Symptômes acoustiques.* — L'air insufflé dans l'oreille
moyenne gauche produit quelques râles sous-crépitants dans
la trompe et un bruit de souffle dans la caisse, diminue les
bourdonnements, allège la tête de la malade, mais n'améliore
pas sensiblement l'audition. — *Traitement* : Gargarisme au
chlorhydrate d'ammoniaque. Injection de chlorhydrate d'ammoniaque en solution dans la caisse gauche, deux fois par
semaine. Procédé de Valsava, une fois par jour.

6 *juin.* — Oreille gauche, 40 centimètres.

15 *juin.* — L'audition n'augmentant pas et le bourdonnement
étant toujours le même, je pratique la ténotomie du tensor tympani gauche, après avoir incisé le tympan sur une longueur, 9
(*Fig. 11*), de 5 millimètres environ. — *Traitement* : Procédé de
Valsava, trois ou quatre fois par jour. Repos à la chambre
le jour de l'opération. Les bourdonnements ont diminué de
moitié immédiatement après l'opération.

15 *juin*, soir. — Il y a une certaine quantité de sang dans
le conduit auditif externe et dans la caisse. La malade a cra-
ché un peu de sang. — *Traitement* : Repos à la chambre.
Procédé de Valsava, quatre ou cinq fois par jour.

16 *juin.* — Hier soir, les bourdonnements sont revenus
très-forts, à deux ou trois reprises différentes, pendant dix
minutes environ. Crachats sanguinolents. Même traitement.

20 *juin.* — Plaie cicatrisée. Pas de bourdonnements. — *Traitement* : Injection de chlorhydrate d'ammoniaque (solution

au 60<sup>mè</sup>) dans la caisse, deux fois par semaine. Procédé de Valsava, matin et soir.

*4 juillet.* — La malade n'a plus la sensation d'oreille pleine, bouchée. Elle n'a plus de sifflements pendant la journée ; mais elle est affectée, de neuf à dix heures du soir, d'un sifflement qui est bientôt remplacé par un battement sourd. Ces bruits siégent dans la région pariétale.

*8 août.* — Avant-hier, les bourdonnements étaient si forts que la malade eut l'idée d'introduire dans son oreille un bourdonnet de coton enduit d'un mélange d'huile et d'éther, qui les fit diminuer d'une manière sensible.

*Traitement :* Injection de chlorhydrate d'ammoniaque au 40° dans la caisse, deux fois par semaine.

*6 janvier* 1878. — Les bourdonnements sont excessivement faibles, l'audition est bonne. Oreille gauche, 70 centimètres.

La solution de chlorhydrate d'ammoniaque doit d'abord être assez faible : chlorhydrate d'ammoniaque, 40 centigr.; eau distillée, 30 gr., puis d'autant plus concentrée qu'on veut produire une hypérémie plus grande de la muqueuse de la caisse. Trop concentrée, toutefois, elle pourrait causer une inflammation très-vive et compromettre le succès de l'opération. Pour mieux faire pénétrer le liquide dans la caisse, Weber-Liel emploie une petite sonde qu'il introduit préalablement dans la portion osseuse de la trompe d'Eustache. Ce procédé est bon, mais il ne faut pas recourir trop souvent à son emploi, dans la crainte d'hypérémier fortement la muqueuse de la trompe. J'ai constaté que, dans la plupart des cas, on parvient à bien faire pénétrer le liquide dans la caisse, en agissant de la manière suivante. Après avoir introduit dans la trompe un cathéter dont la lumière de l'extrémité olivaire est de 1<sup>mm</sup>. de diamètre, on instille dans le pavillon de cet instrument plusieurs gouttes de liquide, et, après avoir assujetti la canule dans la sonde, on y insuffle de l'air avec assez de force, pendant que le malade fait un mouvement de déglutition. Une certaine quantité de liquide reflue dans la gorge, mais une autre pénètre dans la caisse sous la forme de gouttelettes très-fines et très-nombreuses.

Conclusion. — Les faits publiés jusqu'à ce jour et mes observations personnelles me paraissent démontrer les conclusions suivantes :

1° Il serait imprudent d'affirmer d'avance que la ténotomie sera suivie d'une amélioration ou d'une guérison, mais on peut dire que cette opération a d'autant plus de chances de succès que les symptômes indiqués dans le cours de ce travail existent, et que les surdités progressives avec sifflements continuels, plus forts pendant la nuit, et ayant résisté à tous les traitements rationnels, sont les plus propres à être modifiées par cette opération.

2° La ténotomie du tensor tympani produit des résultats d'autant plus avantageux qu'elle est faite à une époque plus rapprochée du début de la maladie. Ainsi, quand mes malades, au moment de l'opération, entendaient encore la montre à 10 centim. au moins, et mieux à 30 ou 40 cent., j'ai obtenu, soit la guérison, soit l'amélioration persistante d'une maladie qui, après avoir été parfois enrayée par un autre traitement, avait toujours repris une marche ascendante.

3° S'il y a une otite moyenne sclérémateuse coexistant avec la rétraction du muscle tensor tympani, cette maladie doit toujours être soumise à un traitement de deux mois environ, avant de pratiquer l'opération.

4° Dans les cas où il existe une paralysie consécutive de l'oreille interne, on peut obtenir un résultat d'autant plus avantageux que la paralysie est moins avancée. Lorsque la maladie est arrivée à ses dernières périodes, on a peu de chances de l'améliorer.

5° Dans tous les cas où l'opération et le traitement n'ont produit aucun résultat, il existait des modifications profondes de l'oreille moyenne ou de l'oreille interne. Il est donc important de faire avec soin l'historique de la maladie, et de prévenir le malade de l'insuccès possible d'une opération qui constitue cependant sa seule chance de guérison.

6° Après l'opération, le traitement (procédé de Valsava, injection de chlorhydrate d'ammoniaque, insufflations éthérées dans la caisse, etc.), doit être continué pendant quatre ou cinq mois, si on veut obtenir un résultat complet.

7° Il résulte de ce qui précède que la ténotomie du tensor tympani n'offre aucun danger, et que, si elle n'est pratiquée que dans les cas où elle est formellement indiquée, elle modifie avantageusement et même guérit un état pathologique rebelle à tout autre thérapeutique.

En résumé, j'ai pratiqué 29 fois la ténotomie du tensor tympani. L'opération était formellement indiquée dans 27 cas. Chez deux malades, qui ne présentaient pas toutes les conditions favorables, j'ai eu deux insuccès complets. Dans tous les autres cas, j'ai obtenu un résultat plus ou moins satisfaisant, remarquable dans plusieurs.

J'ai constaté que la ténotomie est encore plus utile pour diminuer ou faire disparaître les bourdonnements qui tourmentent constamment le malade, troublent son sommeil, et réagissent sur ses facultés intellectuelles, que pour améliorer l'audition. Toutefois, quand les malades se soumettent à l'opération lorsqu'il en est temps encore, on obtient une diminution sensible de la surdité, comme le prouvent plusieurs de mes observations. L'oreille opérée dans de bonnes conditions perçoit moins vite et moins bien les sons que l'autre oreille, mais elle peut acquérir une acuité suffisante pour entendre facilement ceux qui sont articulés distinctement et à voix moyenne (1).

---

(1) Ce mémoire a été lu en partie à la *Société de médecine pratique* de Paris.

OBSERVATION I. — *Otite sclérémateuse de la caisse droite. — Rétraction du tensor tympani. Surdité. Bourdonnements. — Traitement varié. Pas de résultat. Ténotomie du tendon droit. Guérison.*

6 *avril* 1877. — *Symptômes subjectifs.* — Madame G..., âgée de 30 ans, chloro-anémique, herpétique, a eu un écoulement des deux oreilles, vers l'âge de 12 ans, à la suite d'une fièvre typhoïde. Vers l'âge de 13 à 14 ans, elle a été affectée de bourdonnements continuels, comparables à un sifflement parfois accompagné de bruit de cloches. A des intervalles d'un mois, ou plus ou moins, bourdonnement en *ou* qui dure quelques secondes, et est accompagné de surdité plus grande. Actuellement, bourdonnement continuel en *zi,* dans l'oreille droite, et bourdonnement léger dans l'oreille gauche.—L'acuité auditive a beaucoup diminué depuis deux ans à droite, et depuis quelques mois à gauche. La malade habite, depuis plusieurs années, une vallée humide et ressent assez souvent des douleurs erratïques.

*Symptômes fonctionnels.* Perception crânienne, crâne gauche et droit bons à la montre. Le diapason, appliqué contre le vertex, est mieux perçu à droite.

Acuité auditive. Or. g. 6 centim., or. dr. 2 centim. à la montre. La voix moyenne est mal entendue de l'oreille gauche à 1 m. 50 c. et de l'oreille droite à 60 cent.

*Symptômes objectifs.* — Les conduits sont très-larges, rectilignes. Leur surface cutanée est couverte partiellement de pellicules fines et blanchâtres. — Les tympans ont une surface terne, grisâtre, pelliculeuse, et sont concaves dans leur moitié antérieure. Ils sont convexes et blanchâtres dans leur moitié postérieure. (La malade emploie souvent le procédé de Valsava.) L'apophyse externe du tympan gauche est assez saillante, le manche du marteau incliné en dedans et un peu en arrière. L'apophyse externe et le manche du marteau droits sont à peine visibles, à cause du gonflement de la peau et des pellicules. (Myringite herpétique.)

*Gorge.* — Pharyngite herpétique.

*Symptômes acoustiques.* — L'insufflation dans les caisses produit un fort bruit de souffle et quelques râles crépitants. Après la douche d'air la montre est entendue de l'oreille gauche à 6 centim. et de l'oreille droite à 8 centim. L'emploi du spéculum pneumatique à droite fait disparaître les bourdonnements pendant plusieurs secondes, et donne à la malade un sentiment d'oreille dégagée, et de tête plus libre.

*Traitement.* — Arséniate de soude et Eaux-Bonnes. Insufflations dans les oreilles moyennes de vapeurs d'eau de goudron et d'eau sulfureuse, 3 fois par semaine. Badigeonnage des conduits avec de la glycérine alcaline, matin et soir.

*12 avril.* — Or. g. 70 centim., or. dr. 10 centim.

*24 avril.* — Or. g. 75 centimètres. Plus de bourdonnement dans cette oreille.

*24 avril.* — La portée auditive de l'oreille droite n'augmentant pas, et les bourdonnements étant aussi forts de ce côté, je pratique la ténotomie du tensor tympani droit. L'incision est commencée à 1 mm. environ au-dessous et en avant de l'apophyse externe, et prolongée verticalement sur une longueur de 5 à 6 mm. Au moment de la section du tendon, bruit semblable à celui que produit une corde se détendant brusquement.

Pas de douleurs vives.

*Traitement.* — Procédé de Valsava, 4 à 5 fois par jour. Repos à la chambre pendant 48 heures.

*25 avril.* — Pas de douleurs, pas de bourdonnements. Injection du manche du marteau ; caillot noirâtre recouvrant l'incision. Or. dr. 3 centim.

*26 avril.* — Plaie cicatrisée. Or. dr. 7 centim.

*Traitement.* — Procédé de Valsava, 3 fois par jour. Injection de chlorhydrate d'ammoniaque dans la caisse droite, tous les 3 jours.

*10 mai.* — Bourdonnements imperceptibles dans l'oreille droite et le côté correspondant de la tête.

*20 mai.* — Les bourdonnements ont encore diminué. Or. dr. 40 centim.

*8 juin.* — Or. dr. 60 centim. La malade suit bien la conversation de l'oreille droite à 4 mètres, et de l'oreille gauche à une distance beaucoup plus grande.

*20 juillet.* — ¡Les bourdonnements ont complétement disparu. Audition encore améliorée.

*10 août.* — Or. g. 2 mètres, or. dr. un mètre à la montre. Les bourdonnements n'ont pas reparu.

*5 octobre.* — La guérison se maintient.

OBSERVATION II. — *Otite moyenne sclérémateuse des deux oreilles. Surdité des deux oreilles. Bourdonnements dans l'oreille gauche. Traitement varié. Ténotomie du tensor tympani gauche. Cessation presque complète des bourdonnements. Grande amélioration de la surdité.* (Obs. prise par M. Richaud.)

*16 octobre 1876.* — *Symptômes subjectifs.* — Mme D..., 52 ans, couturière, chloro-anémique. Tissus flasques, pâles, particulièrement ceux de la gorge. Grande irritabilité nerveuse, syncopes fréquentes, il y a quelques années. Rougeole dans son jeune âge. Sa sœur a eu des bourdonnements. Pas d'autres antécédents de famille. Ménopause depuis 3 ans.

Le début de la surdité remonte à peu près à 5 ans. Celle-ci a augmenté insensiblement. Les bourdonnements ont commencé dans l'oreille droite, il y a quatre ans, et dans l'oreille gauche, il y a sept ou huit ans. D'abord faibles, puis plus forts, ils n'ont pas le même timbre ; ceux de l'oreille droite sont comparables à un son de cloche, et ceux de l'oreille gauche à un bruit strident. Au début des bourdonnements et de la surdité, cette malade a eu, à des intervalles variables, des étourdissements d'une durée de 5 à 10 minutes. Ces étourdissements étaient quelquefois assez fréquents pour se reproduire plusieurs fois par jour. Lorsque la malade remue fortement la tête elle affirme ressentir un choc dans la cavité crânienne, au niveau du vertex. Le son résultant de ce choc ressemble au bruit produit par un verre de cristal heurtant un corps résistant.

La malade a eu des otalgies très-fréquentes et a perdu plusieurs dents.

*Symptômes fonctionnels.* — Crâne droit bon ; Crâne gauche assez bon à la montre. Diapason appliqué sur le vertex mieux perçu de l'oreille gauche.

*Acuité auditive.* — Oreille droite 15 centimètres. Oreille gauche faiblement au contact à la montre. La voix moyenne n'est pas entendue de l'oreille gauche à 30 centimètres.

*Symptômes objectifs.* — Conduits larges, secs, rectilignes.

*Tympans.* — Leur surface est demi-brillante, d'un gris blanchâtre. Ils sont assez concaves et tendus dans leur moitié antérieure, un peu convexes en dehors, assez mobiles dans leur moitié postérieure. La malade emploie souvent le procédé de Valsava. Manches du marteau un peu obliques en dedans et en arrière. Triangles lumineux un peu rapetissés, assez brillants.

L'insufflation d'air dans les trompes au moyen de la sonde permet de constater qu'elles sont larges, libres, sèches, mais n'améliore pas l'audition.

*Traitement.* — 1° Insufflation de vapeurs éthérées fortes sans succès, tous les deux jours pendant une semaine. On les remplace par des injections de chlorhydrate d'ammoniaque (solution au soixantième) dans la caisse deux fois par semaine.

2° Procédé de Valsava, matin et soir.

3° Calomel. Gargarisme au chlorate de potasse.

4° Fer et quinquina.

Sous l'influence de ce traitement continué pendant 3 mois, la malade ressent une amélioration si grande qu'elle cesse de venir à la clinique de M. le docteur Miot, pendant 4 mois.

12 *avril* 1877. — La malade ayant constaté que son audition diminuait depuis quelque temps vient se soumettre à un nouveau traitement. Les bourdonnements ont cessé à droite, sont aussi forts à gauche qu'avant le traitement. Cr. dr. b., cr. g. as. b., or. dr. 60 cent., or. g. 2 cent. Même traitement.

20 *avril*. — Une séance d'électricité, pendant 10 minutes, avec la pile Morin à quatre éléments, ne diminue pas le bourdonnement. L'emploi du spéculum pneumatique et l'insufflation d'air dans la caisse diminuent les bourdonnements d'une manière sensible.

23 *avril*. — Le bourdonnement dans l'oreille gauche paraissant rebelle à tout traitement, M. Miot pratique la ténotomie du tensor tympani gauche à sa clinique, en présence de MM. Bouchain, Baratoux, étudiants en médecine. La malade a une syncope légère après l'opération.

25 *avril*. — Pas de douleur. Les bourdonnements ont très-sensiblement diminué. La plaie n'est pas cicatrisée. Injection du manche du marteau.

30 *avril*. — Les bourdonnements ont diminué des deux tiers. Plaie cicatrisée.

7 *mai*. — Crâne gauche bon. Oreille gauche 1 centimètre à la montre.

14 *mai*.— La malade a un malaise général, de la céphalalgie. Les bourdonnements ont augmenté, le 11 mai à midi, sans cause appréciable. L'atmosphère est humide, et, sous cette influence, le bourdonnement augmente toujours chez cette malade.

L'emploi du spéculum pneumatique et l'examen objectif du tympan permettent de constater que le manche du marteau est très-mobile. Avant l'opération, cette apophyse était immobile.

17 *mai*. — Bourdonnement très-fort dans l'oreille droite, vers neuf heures du soir, comparable à un son de cloche. Insomnie. Ces bourdonnements dans l'oreille droite sont fréquents.

23 *mai*. — Le bourdonnement dans l'oreille gauche a diminué des 3/4; il est très-faible. Oreille gauche 2 centimètres.

*Traitement.*—Injection de chlorhydrate d'ammoniaque dans la caisse gauche, deux fois par semaine. Procédé de Valsava, matin et soir. Fer et quinquina. Continuation du traitement de l'oreille droite.

9 *juillet*. — Le bourdonnement est si faible que, pour que

la malade en constate l'existence, il faut qu'elle prête une certaine attention.

9 *octobre*. — L'état de la malade est le même. Elle entend bien de l'oreille droite, et le bourdonnement est excessivement faible.

OBSERVATION III. — *Otite moyenne sclérémateuse gauche. — Surdité des deux oreilles. — Bourdonnements dans l'oreille gauche. — Traitement varié sans résultat. — Ténotomie du tensor tympani gauche. — Cessation, presque complète des bourdonnements. — Amélioration de la surdité.* (Observation prise en partie par M. Richaud.)

*Symptômes subjectifs*. — M^me L..., 60 ans, couturière, herpétique, pas d'antécédents de famille. A eu des attaques hystériformes. La mort de son mari, en 1848, lui a causé une vive impression. Vers cette époque, la malade a été affectée de douleurs névralgiques dans tout le côté gauche de la tête, dont les accès ont été de moins en moins fréquents et sont très-rares maintenant.

En 1870, début des bourdonnements et de la surdité. Les bourdonnements, d'abord très-légers dans l'oreille gauche, comparables à un petit sifflement, ont augmenté peu à peu, à tel point que, depuis plusieurs mois, ils ne lui laissent aucun repos la nuit, troublent son sommeil, et lui font désirer la venue du jour, afin de quitter son lit. A peu près à la même époque que les bourdonnements et la surdité sont survenus, à des intervalles plus ou moins éloignés, des étourdissements d'une certaine durée (5 à 10 minutes), et se répétant plusieurs fois dans la journée. Il existe, aujourd'hui, deux variétés de bourdonnement : un sifflement continuel excessivement désagréable, et un battement siégeant dans le côté gauche de la tête et dans l'oreille. Les temps humides les augmentent.

*Symptômes fonctionnels*. — Crâne droit bon. Crâne gauche nul à la montre.

Diapason appliqué contre le vertex mieux perçu de l'oreille gauche.

*Acuité auditive*. — Oreille droite, 3 centimètres; oreille gauche, 1 centimètre, à la montre. Voix moyenne entendue à 1^m 50 de l'oreille droite, et à 30 centimètres de l'oreille gauche.

*Symptômes objectifs*. — Conduits larges, secs, rectilignes.

Les tympans ont une surface demi-terne, d'un gris blanchâtre, ils sont concaves, rigides, dans leur moitié antérieure, un peu convexes, très-mobiles dans leur moitié postérieure. La malade emploie souvent le procédé de Valsava. Apophyses externes assez saillantes ; manches du marteau un peu plus obliques en dedans et en arrière qu'à l'état normal (le gauche plus que le droit). Triangles lumineux rapetissés, assez brillants. L'air insufflé dans la caisse, produit un bruit de souffle très-net, et n'améliore pas l'audition.

Le spéculum pneumatique diminue les bourdonnements d'une manière très-sensible.

*Traitement.* — Insufflation de vapeurs éthérées dans la caisse, deux fois par semaine.

1er *juin*. — Bourdonnements aussi forts. La ténotomie du tensor tympani gauche est pratiquée en présence de MM. Bouchain et Richaud. Le jour de l'opération, élancements dans l'oreille. Nuit bonne. Bourdonnements diminués.

*Traitement.* — Procédé de Valsava, quatre fois par jour. Repos à la chambre. Demi-diète.

2 *juin*. — Aux douleurs lancinantes qui ont duré quelques heures, a succédé un engourdissement de toute la région temporo-parotidienne. Surdité complète. Bourdonnements aussi forts qu'avant l'opération.

3 *juin*. — Injection de chlorhydrate d'ammoniaque dans la caisse gauche, deux fois par semaine. Procédé de Valsava, deux fois par jour.

4 *juin*. — Les bourdonnements ont changé de nature. Sifflements disparus. Battements persistent dans l'oreille gauche.

6 *juin*. — Après l'injection dans la caisse, cessation des battements pendant une heure environ.

7 *juin*. — Bourdonnements très-faibles et diminués des 2/3.

3 *juillet*. — Le battement est très-faible, ne trouble plus le sommeil de la malade. Pendant le cours de la journée il est très-faible. La tête est allégée.

Crâne gauche assez bon. Or. g., 4 centimètres à la montre. La malade suit la couversation à voix moyenne à 2 mètres.

15 *octobre*. — Sifflements imperceptibles. Battements très-faibles. L'audition de l'oreille gauche s'est un peu améliorée ; celle de l'oreille droite est satisfaisante.

OBSERVATION IV. — *Otite moyenne sclérémateuse des deux oreilles, avec bourdonnements continuels. — Traitement varié et prolongé sans résultat. — Ténotomie du tensor tympani gauche. —Amélioration sensible des bourdonnements.*

5 *juin* 1873. — *Symptômes subjectifs.* — X..., 39 ans, herpétique, bonne santé habituelle, a ressenti des battements dans l'oreille gauche vers l'âge de 18 ans ; ces bourdonnements, isochrones aux battements du cœur, ont augmenté peu à peu, et sont devenus très-forts dans ces derniers temps.

En 1856, inflammation suppurative aiguë de la caisse, guérison. En 1857, récidive, guérison. En 1872, coryza très-violent, augmentation du bruit de souffle dans l'or. g., et sifflement accompagné d'étourdissement. Ce dernier, qui se produit aussi dans l'or. dr. est devenu continuel, et, depuis quelque temps, il est si fort dans l'or. g., que le malade l'entend même au milieu du grand bruit. Le malade tourmenté par ce sifflement qui ne lui laisse aucun moment de calme et ne lui permet pas de dormir plus de deux ou trois heures chaque nuit, recherche vainement le repos absolu. Il est devenu fort triste, et il lui a fallu souvent une grande énergie pour ne pas se suicider.

*Symptômes fonctionnels*. — Cr. g. et dr. bons à la montre. Diapason appliqué contre le vertex, mieux perçu de l'or. dr.

*Acuité auditive*. — Or. g., 80 centimètres; or. dr., 30 centimètres, à la montre. La surdité, d'abord très-faible, a augmenté peu à peu, et, depuis quelques mois, le malade constate que son audition diminue d'une manière sensible.

*Symptômes objectifs*. — Conduits auditifs externes secs, larges, rectilignes.

Tympans plus concaves qu'à l'état normal, sclérosés, d'un gris blanc bleuâtre. Apophyses externes saillantes. Manches du marteau inclinés assez fortement vers l'intérieur de la caisse. (Ces symptômes objectifs sont bien plus prononcés à gauche qu'à droite.)

*Gorge*. — Pharyngite herpétique.

*Symptômes acoustiques*. — L'air insufflé dans les trompes produit des râles humides, et pénètre dans les caisses. Après avoir fait suivre un traitement pendant deux ans à ce malade, et avoir insufflé, à des intervalles assez rapprochés, puis plus éloignés, des vapeurs d'eau de goudron, d'eau sulfureuse, de benjoin, de tolu, d'éther acétique, de chloroforme, injecté divers liquides (eau sulfureuse, iodure de potassium, chlorhydrate d'ammoniaque en solution), dans les caisses, et lui avoir prescrit des eaux sulfureuses, arsénicales, alcalines en boisson, du bromure de potassium, de camphre, du sulfate de quinine, de l'aconitine, etc., j'ai cessé tout traitement.

5 *mai* 1877. — Or. g., 1 centimètre à la montre. Voix moyenne mal entendue à 30 centimètres de distance. Je pratique la ténotomie du tensor tympani gauche, après avoir chloroformisé le malade, qui ne pourrait pas supporter, sans cela, l'opération.

17 *mai*. — Sifflements très-faibles.

18 *mai*. — Sifflement assez fort dans l'or. g. Bruit de cloche dans l'or. dr., pendant toute la matinée.

20 *mai*. — Sifflement presque continuel, quelques élancements, or. g. au contact.

MIOT.                                                                          4

30 *mai*. — Injection de chlorhydrate d'ammoniaque dans la caisse g.

30 *juin*. — Le sifflement persiste. J'enlève une pellicule qui recouvre le tissu cicatriciel du tympan. Injection du chlorhydrate d'ammoniaque.

20 *oct*. — Les bourdonnements ont diminué beaucoup dans l'or. g., un peu dans l'or. dr., et n'ont plus cette acuité qui était si désagréable au malade. Le sommeil est bon. L'audition s'est améliorée (or. g., 8 centimètres à la montre), et l'affection ne progresse plus.

OBSERVATION V. — *Otite sclérémateuse des caisses. — Traitement varié sans résultat. — Ténotomie des tensor tympani. — Grande amélioration.* — (Observation prise en partie par M. Richaud.)

23 *avril* 1877. — *Symptômes subjectifs*. — Mme X., 26 ans. Chloro-anémique; herpétique. Peau très-blanche, tissus mous, flasques. Mère sourde ; rougeole à 3 ans ; bien réglée à 15 ans; bonne santé habituelle. Il y a quatre ans, bourdonnement très-faible dans les deux oreilles, comparable à un petit bruissement ; il a augmenté peu à peu. Il y a eu des battements dans l'oreille gauche et un bruissement plus fort, comme un sifflement, dans l'oreille droite. Les bourdonnements dans l'oreille gauche sont maintenant continuels, rendent la malade triste et ont souvent, pendant la nuit, une intensité assez grande pour l'empêcher de dormir. Quand elle marche au grand air, elle ressent un mieux général et local. Les aspirations faites avec le spéculum pneumatique, font presque disparaître les battements à gauche et les sifflements à droite. La malade a eu des étourdissements, à plusieurs reprises, pendant le cours de la maladie, et, pendant ce temps, des bourdonnements plus forts.

*Symptômes fonctionnels*. — Perception crânienne bonne à la montre. Diapason mieux perçu de l'oreille droite, les oreilles ouvertes, à peu près également des deux oreilles, les oreilles fermées.

*Acuité auditive*. — La surdité, d'abord légère au début de l'affection, a augmenté progressivement. Elle est moins prononcée au milieu du bruit. Or. g., 6 centimètres ; or. dr., 2 centimètres, à la montre. La malade suit mal la conversation en tête-à-tête, à voix moyenne faible, à 1 m. 50 de l'oreille gauche et à 80 centimètres de l'oreille droite.

*Symptômes objectifs*. — Conduits assez larges, secs.

Les tympans ont une surface assez lisse, demi-brillante, et une coloration d'un gris blanchâtre. Leur moitié antérieure est un peu tendue; leur moitié postérieure est un peu convexe du côté du conduit, et présente des reflets rougeâtres, très-clairs dans leur partie moyenne. Les manches du marteau sont un peu obliques en dedans et en arrière. Les triangles lumineux sont assez brillants, rapetissés.

Gorge saine; muqueuse pâle, flasque.

*Symptômes acoustiques.* — Bruit de souffle pendant l'insufflation d'air dans les caisses. Craquement faible à gauche; deux ou trois craquements à droite, pendant l'emploi du procédé de Valsava. Trompes d'Eustache larges, libres.

*Traitement général.* — Fer, tisanes amères.

*Traitement local.*—[Gargarisme au chlorhydrate d'ammoniaque; injections de solution de chlorhydrate d'ammoniaque dans les caisses, deux fois par semaine; procédé de Valsava, matin et soir.

14 *mai*. — Bourdonnements et surdité comme avant le traitement. Electrisation des deux oreilles, deux fois par semaine, avec la pile Morin, à quatre éléments.

26 *mai*. — Aucun résultat permanent. Incision de la moitié antérieure du tympan droit, sur une longueur de 5 millimètres environ.

27 *mai*. — Réunion des lèvres de la plaie par première intention.

1er *juin*. — Bourdonnements diminués de moitié. Incision de la moitié antérieure du tympan gauche, sur une longueur de 5 à 6 millimètres.

3 *juin*. — Cicatrisation de la plaie par première intention.

5 *juin*. — Les bourdonnements ont presque disparu à gauche.

16 *juin*. — Bourdonnements tels qu'ils étaient avant les incisions. Ténotomie du tendon gauche.

*Traitement.* — Repos à la chambre. Procédé de Valsava, quatre fois par jour.

17 *juin*. — Bourdonnements à peu près nuls le jour de l'opération.

18 *juin*. — Les bourdonnements, plus forts que la veille, ont cependant diminué de moitié.

20 *juin*. — Injection de solution de chlorhydrate d'ammoniaque dans la caisse gauche, deux fois par semaine. Procédé de Valsava, deux à trois fois par jour.

25 *juin*. — Même état. Entend un peu mieux de l'oreille gauche.

2 *juillet*. — Ténotomie du tendon droit. Même traitement que pour l'oreille gauche.

30 *juillet*. — Oreille gauche, 10 centimètres; oreille droite, 3 centimètres. Les bourdonnements ont diminué des trois

quarts dans l'oreille gauche et d'un quart dans l'oreille droite.

20 *octobre.* — Oreille gauche, même état; oreille droite, 5 centimètres. La malade a des bourdonnements faibles et entend beaucoup mieux qu'avant les opérations.

OBSERVATION VI. — *Otite moyenne sclérémateuse. — Bourdonnements intolérables dans l'oreille gauche. — Surdité prononcée. — Rétraction du tensor tympani gauche. — Traitement varié sans résultat. — Ténotomie du tensor tympani gauche. — Amélioration.*

11 *décembre* 1876. — *Symptômes subjectifs.*— M⁰ B..., 48 ans, herpétique. Séjour au bord de l'eau et transitions brusques de température pendant plusieurs années. Surdité progressive qui a débuté au mois de juillet 1861. Bourdonnements intolérables, continuels, comparables au bruissement de l'eau qui va bouillir. Insomnies, mélancolie, soignée sans résultat par deux médecins auristes.

*Symptômes fonctionnels.* — Crâne gauche et crâne droit bons à la montre. Diapason appliqué contre le vertex mieux perçu à gauche. Oreille gauche, au contact ; oreille droite, au contact fort à la montre. Voix moyenne mal entendue à 60 centimètres.

*Symptômes objectifs.* Conduits larges, secs, rectilignes. — Tympans sclérosés en grande partie, rigides, tendus, déprimés dans leur moitié antérieure, un peu convexes et atrophiés dans leurs deux tiers postéro-supérieurs. Manche du marteau gauche immobile, manche du marteau droit assez mobile.

*Symptômes acoustiques.* — Trompes larges. Bruit de souffle un peu rude. L'insufflation d'air n'améliore pas l'audition, mais produit une sensation de bien-être local.

*Traitement.* — 1º Calomel deux semaines par mois.

2º Gargarisme au chlorate de potasse.

3º Fer et quinquina.

4º Injection de chlorhydrate d'ammoniaque dans les caisses, deux fois par semaine, et procédé de Valsava, matin et soir.

5º Cautérisation du conduit auditif externe avec une solution de nitrate d'argent au 15ᵉ, deux fois par semaine.

Ce traitement, est continué jusqu'au 25 avril sans résultat. A cette époque la malade entend la montre à 2 centimètres de l'oreille gauche, à 3 centimètres de l'oreille droite et suit la conversation en tête-à-tête à 1 mètre.

30 *avril.* Ténotomie du tensor tympani gauche.

Pas d'inflammation consécutive, si ce n'est une myringite partielle.

*2 mai.* Les bourdonnements qui avaient cessé après l'opération sont revenus beaucoup plus faibles.

*Traitement.* — Injection de chlorhydrate d'ammoniaque dans les caisses, deux fois par semaine.

*3 juin.* On cesse tout traitement. Les bourdonnements ont diminué de moitié. L'audition est peut-être un peu meilleure.

*25 août.* Les bourdonnements sont revenus tels qu'ils étaient auparavant. Un serrement presque continuel qu'elle ressentait dans l'oreille gauche a cessé complétement. L'audition n'est pas améliorée.

OBSERVATION VII. — *Otite sclérémateuse de la caisse droite avec épaississement du tympan. — Rétraction du tensor tympani — Traitement varié sans succès. — Ténotomie. — Grande amélioration des bourdonnements et de la surdité.*

*5 janvier 1877.—Symptômes subjectifs.* — M. M..., 35 ans, cocher, syphilis ancienne. Depuis 5 mois sifflements continuels dans l'oreille droite, survenus à la suite d'une angine. Surdité. Crâne droit nul. Oreille droite 8 centimètres à la montre. Trompes d'Eustache, larges libres. L'insufflation d'air dans la caisse n'améliore pas l'audition, mais donne au malade une sensation de bien-être local.

*Traitement.* — Sirop de Gibert. Gargarisme au chlorate de potasse. Fer et quinquina. Injections d'iodure de potassium et de chlorhydrate d'ammoniaque (en solution) dans la caisse. Insufflations d'air, d'éther acétique, de chlorhydrate d'ammoniaque, de chloroforme, pendant trois mois et demi sans succès.

*27 avril.* Ténotomie du tensor tympani.

*Traitement.* — Huit jours après l'opération, on reprend l'emploi des injections de chlorhydrate d'ammoniaque dans la caisse et du procédé de Valsava.

*9 juillet.* Or. dr. bon. Or. dr. 16 centimètres à la montre. Les bourdonnements ont diminué d'un quart seulement ; même traitement local.

*10 août.* Les bourdonnements ont diminué des deux tiers ; l'audition de l'or. dr. est très-améliorée.

REMARQUE. — Cette observation est intéressante parce qu'elle prouve que les bourdonnements ne diminuent quelquefois que longtemps après l'opération et qu'il faut insister sur le traitement local.

OBSERVATION VIII. — *Otite sclérémateuse des caisses. — Bourdonnements et surdité. — Insufflations et injections médica-
menteuses dans les caisses pendant plusieurs mois sans succès. — Ténotomie du tensor tympani gauche. — Grande amélioration.*

*5 mars 1877.— Symptômes subjectifs.*—M. X..., 45 ans, herpétique. Surdité et bourdonnements en battements dans l'oreille
droite depuis plus de 20 ans. Surdité de l'oreille gauche et
sifflement depuis un an. Aggravation depuis deux mois. A
été soigné sans succès par un médecin auriste. Crâne droit nul
à sa moitié antérieure, bon à sa moitié postérieure. Crâne
gauche 0. Oreille droite, 0, oreille gauche 4 centimètres à
la montre. Voix moyenne mal entendue à 20 centimètres à
droite, et à 50 centimètres à gauche.

Tympans épaissis, sclérosés. Trompes larges, libres. L'insufflation d'air dans les caisses n'améliore pas l'audition. Traitement varié sans résultat.

*5 juin.* Ténotomie du tensor tympani gauche.

*15 juin.* Injection de chlorhydrate d'ammoniaque dans les
caisses, deux fois par semaine.

*10 juillet.* Or. g. 15 centimètres. Or. dr. 3 centimètres à la
montre. Les bourdonnements ont diminué des deux tiers dans
l'oreille gauche.

*5 septembre.* Crâne g. bon. Cr. dr. assez bon à la montre.
Or. g. 40 centimètres, oreille droite 12 centimètres. Le malade
suit bien la conversation à voix ordinaire à distance.

*3 octobre.* L'amélioration persiste. Les battements dans
l'oreille droite ont un peu diminué.

# TABLE DES MATIÈRES



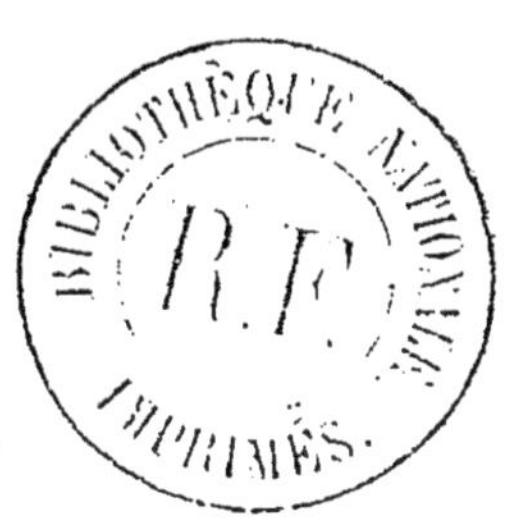

# PUBLICATIONS

DU

# PROGRÈS MÉDICAL

6, rue des Ecoles, 6

## LE PROGRÈS MÉDICAL

JOURNAL DE MÉDECINE, DE CHIRURGIE ET DE PHARMACIE

Rédacteur en chef : BOURNEVILLE.

Paraissant le samedi par cahier de 24 p. in-4° compacte sur 2 colonnes
Un an : 20 fr. — 6 mois, 10 fr.

Pour les étudiants en médecine : un an, 12 fr.

*Les Bureaux du* **Progrès** *sont ouverts de midi à cinq heures.*


ABADIE. Sur la valeur séméiologique de l'hémiopie dans les affections cérébrales. In-8 de 12 pages. 0 fr. 40 c. — Pour les abonnés du *Progrès*, 30 cent.

BALZER (F.). Contribution à l'étude de la Broncho-Pneumonie, in-8 de 84 pages orné d'une planche en chromo-lithographie.— Prix : 2 fr. 50 .— Pour les abonnés du *Progrès*, 1 fr. 75.

BÉHIER. Etude de quelques points de l'urémie (clinique, théories, expériences), leçons recueillies par H. LIOUVILLE et I. STRAUS. In-8 de 24 pages. 60 cent. — Pour les abonnés du *Progrès médical*, 40 cent.

BÉHIER. De la pellagre sporadique. Leçons faites à l'Hôtel-Dieu en 1873, recueillies par Liouville (H.) et Straus (I.). Paris, in-8 de 24 pages, 60 cent. — Pour les abonnés du *Progrès*, 40 cent.

BESSON (I.). Dystocie spéciale dans les accouchements multiples. Vol. in-8 de 92 p. — Prix 2 fr. — Pour les abonnés du *Progrès*, 1 fr. 25.

BÉTOUS (I.). Etude sur le tabès spasmodique. In-8 de 48 pages. 1 fr. 50 — Pour les abonnés, 1 fr.

BIOT (C). Contribution à l'étude du phénomène respiratoire de Cheyne-Skokes (avec tracés pneumographiques et sphygmographiques. Paris 1876, in-8. — Prix 1 fr. — Pour les abonnés du *Progrès médical*, 60 c.

BOURNEVILLE et REGNARD. Iconographie photographique de la Salpêtrière. Mode de publication : Chaque livraison comporte de 8 à 16 pages de texte et 4 photographies. — Prix : 3 fr. — Pour les *abonnés* du *Progrès médical* 2 fr. Douze livraisons sont en vente, formant le 1er volume, pages de texte, 40 photographies et 5 figures sur bois. Prix : 30 fr. Pour les abonnés. 20 fr. Nous avons fait relier quelques exemplaires dont le texte et les planches sont montés sur onglets ; demi-reliure, tranche rouge, non rognés. — Prix de la reliure, 5 fr.

BOURNEVILLE. Science et miracle : *Louise Lateau* ou la *Stigmatisée belge.* In-8 de 72 pages avec 2 fig. dans le texte et une eau forte dessinées par P. Richer, 2 fr. 50. 2e édition, revue, corrigée et augmentée. — Pour nos abonnés, 1 fr. 50.

_ 2 _

Bourneville. Mémoire sur la condition de la bouche chez les idiots, suivi d'une étude sur la médecine légale des aliénés. Paris, 1863. Gr. in-8 de 28 pages à deux colonnes. 1 fr. — Pour les abonnés du *Progrès*,    70 cent.

Bourneville. Socrate était-il fou ? Réponse à M. Bailly, membre de l'Académie de médecine. Paris, 1864. In-8 de 16 pages, 0 fr. 50. — Pour les abonnés du *Progrès*,    35 cent.

Bourneville. Le choléra à l'hôpital Cochin (Etude clinique). Paris, 1865. In-8 de 48 pages, 1 fr. — Pour les abonnés du *Progrès*,    70 cent.

Bourneville et Teinturier. G. V. Townley, ou du diagnostic de la folie au point de vue légal. Paris, 1865. In-8 de 16 pages. 0 fr. 50. — Pour les abonnés du *Progrès*,    35 cent.

Bourneville. De l'emploi de la fève de Calabar dans le traitement du tétanos. Paris 1867. In-8 de 16 pages. 50 c. — Pour les abonnés du *Progrès*, 35 cent.

Bourneville. Etudes cliniques et thermométriques sur les maladies du système nerveux. Premier fascicule : Hémorrhagie et ramollissement du cerveau. Paris 1872. In-8 de 168 pages avec 22 fig. 3 fr. 50. — Pour nos abonnés,    2 fr. 50.
Deuxième fascicule : Urémie et Eclampsie puerpérale ; Epilepsie et Hystérie Paris, 1873. In-8 de 160 pages, avec 14 fig. 3 fr. 50. Pour nos abonnés. 2 fr. 50.

Bourneville. Recherches cliniques et thérapeutiques sur l'épilepsie et l'hystérie. In-8 de 200 pages avec 5 fig. dans le texte et 3 planches. 4 fr. — Pour nos abonnés.    2 fr. 75

Bourneville. Notes et observations cliniques et thermométriques sur la fièvre typhoïde. In-8° compacte de 80 pages, avec 10 tracés en chromo-lithographie. 3 fr. — Pour nos abonnés,    2 fr.

Bourneville et L. Guérard. De la sclérose en plaques disséminées. Vol. gr. in-8 de 240 p. avec 10 fig. et 1 pl. 4 fr. 50. — Pour nos abonnés.    3 fr.

Bourneville et Voulet. De la contracture hystérique permanente ou appréciation scientifique des miracles de Saint-Louis et de Saint-Médard. In-8. 2 fr. 50. — Pour nos abonnés,    1 fr. 75.

Brissaud (E.) et Monod (E). Contribution à l'étude des tumeurs congénitales de la région sacro-coccygienne, 1877, in-8 de 16 pages. — Prix : 50 cent. — Pour les abonnés du *Progrès*,    35 cent.

Brissaud. (*Voir* Fournier.)

Budin (P). De certains cas dans lesquels la docimasie pulmonaire hydrostatique est impuissante à donner la preuve de la respiration. Paris, 1872 In-8 de 16 pages, 50 c. — Pour les abonnés du *Progrès*,    35 cent.

Budin (P.). Recherches physiologiques et cliniques sur les accouchements. Paris, 1876. In-8 de 36 pages avec figures. 1 fr. — Pour nos abonnés, 65 cent.

Budin (P.). De la tête du fœtus au point de vue de l'obstétrique. Recherches cliniques et expérimentales. Gr. in-8 de 112 pages, avec de nombreux tableaux, dix figures intercalées dans le texte, 36 planches noires et une planche en chromo-lithographie. Prix : 10 fr. — Pour les abonnés du *Progrès*,    6 fr.

Cartaz (A.). Notes et observations sur le tétanos traumatique. In-8 de 20 pages, 50 cent. — Pour les abonnés du *Progrès*,    35 cent.

Chabbert (L.). De l'anthrax des lèvres, ses complications, son traitement. Paris 1877, in-8 de 44 pages. — Prix : 1 fr. 50. — Pour les abonnés du *Progrès*,    1 fr.

CHARCOT (J.-M.). Leçons sur les maladies du système nerveux, faites à la Salpêtrière, recueillies et publiées par BOURNEVILLE. Tome I : Troubles trophiques ; — Paralysie agitante ; — Sclérose en plaques ; — Hystéro-épilepsie. Paris, 1875, 2e édition. In-8 de 428 pages avec 25 figures et 10 planches en chromo-lithographie. 13 fr. — Pour nos abonnés, 10 fr.

CHARCOT (J.-M.). Leçons sur les maladies du système nerveux, faites à la Salpêtrière, recueillies et publiées par BOURNEVILLE. Tome II : *Des anomalies de l'ataxie locomotrice ; — De la compression lente de la moelle épinière* (mal de Pott, cancer vertébral, etc.) ; — *Des amyotrophies* (paralysie infantile, paralysie spinale de l'adulte, atrophie musculaire protopathique, sclérose des cordons latéraux, etc.). — *Tabes dorsal spasmodique ; — Hémichorée post-hémiplégique ; — Paraplégies urinaires ; — Vertige de Ménière ; — Epilepsie partielle d'origine syphilitique ; — Athétose ; — Appendice, etc.* — Prix : 14 fr. — Pour les abonnés du *Progrès médical,* 10 fr.

CHARCOT (J.-M.). Leçons sur les localisations dans les maladies du cerveau, recueillies et publiées par Bourneville. In-8 de 168 pages avec 45 figures dans le texte. Prix : 5 fr. — Pour les abonnés, 4 fr.

CHARCOT (J.-M.). Leçons sur les maladies du foie, des voies biliaires et des reins, faites à la Faculté de médecine de Paris, recueillies et publiées par Bourneville et Sevestre. Un volume in-8 de 400 pages, orné de figures et de sept planches chromo-lithogr. — Prix : 10 fr. — Pour les abonnés du *Progrès médical,* 7 fr.

CHARCOT (J.-M.) et GOMBAULT. Note sur un cas de lésions disséminées des centres nerveux observées chez une femme syphilitique, in-8° avec planches chromo-lithog. — Prix 1 fr. — Pour les abonnés du *Progrès médical,* 70 cent.

CHARCOT (J.-M.) et BOUCHARD. Sur les variations de la température centrale qui s'observent dans certaines affections convulsives, et sur la distinction qui doit être établie à ce point de vue entre les convulsions toniques et les convulsions cloniques. — Prix : 60 c. — Pour les abonnés du *Progrès médical,* 40 cent.

CHARCOT (J.-M.). De l'anaphrodisie produite par l'usage prolongé des préparations arsenicales. Paris, 1864. In-8. 0 fr. 50. — Pour les abonnés du *Progrès,* 35 cent.

CHARCOT (J.-M.). De la sclérose des cordons latéraux de la moelle épinière chez une femme hystérique atteinte de contracture permanente des quatre membres. Paris, 1865. In-8 de 20 pages. 0 fr. 60. — Pour nos abonnés, 40 cent.

CHARCOT (J.-M.). La médecine empirique et la médecine scientifique. Parallèle entre les anciens et les modernes. Paris, 1867. In-8 de 24 pages. 0 fr. 60. — Pour les abonnés, 40 cent.

CHOUPPE (H.). Recherches thérapeutiques et physiologiques sur l'ipéca. Paris, 1873. In-8 de 40 pages, 1 fr. — Pour nos abonnés, 70 cent.

CORNIL (V.) Leçons sur l'anatomie pathologique et sur les signes fournis par l'auscultation dans les maladies du poumon, professées à la Faculté de médecine, recueillies par P. BUDIN. In-8° de 92 pages. — Prix : 3 fr. 50. — Pour nos abonnés, 3 fr.

CORNILLON (J.). La folie des grandeurs. In-8 de 60 pages. 2 fr. 50. — Pour nos abonnés, 1 fr. 70.

CORNILLON (J.). De la contracture uréthrale dans les rétrécissements péniens. In-8° de 60 pages. 1 fr. 50. — Pour nos abonnés, 1 fr.

CORNILLON (J.). Action physiologique des alcalins dans la glycosurie. Prix : 60 c. — Pour nos abonnés, 40 cent.

Cuffer. Des causes qui peuvent modifier les bruits de souffle intra et extra-cardiaques, et en particulier de leurs modifications sous l'influence des changements de la position des malades. Valeur séméiologique de ces modifications. — Prix : 1 fr. 50. — Pour nos abonnés,       1 fr.

Daremberg (G). Les méthodes de la chimie médicale. In-8 de 19 pages. — Prix : 60 c. — Pour nos abonnés,       40 cent.

Debove (Voir Liouville).

Dehenne (A.). Note sur une cause peu connue de l'érysipèle. Paris, 1874. In-8, 0 fr. 50. — Pour nos abonnés,       35 cent.

Delasiauve. De la clinique à domicile et de l'enseignement qui s'y rattache, dans ses rapports avec l'assistance publique. Paris 1877, in-8 de 16 p. Prix : 50 c. — Pour nos abonnés,       35 cent.

Delasiauve. Du double caractère des phénomènes psychiques. Prix : 50 cent. — Pour nos abonnés,       35 cent.

Delasiauve. Classification des maladies mentales ayant pour double base. la psychologie et la clinique. Paris 1877. In-8 de 24 pages. — Prix : 50 cent.

Delasiauve (J.). Journal de médecine mentale, résumant au point de vue médico-psychologique, hygiénique, thérapeutique, et légal, toutes les questions relatives à la folie, aux névroses convulsives et aux défectuosités intellectuelles et morales, à l'usage des médecins praticiens, des étudiants en médecine, des jurisconsultes, des administrateurs et des personnes qui se consacrent à l'enseignement. Dix volumes (1860-1870). — Prix : 50 fr. — Pour les abonnés du *Progrès médical*,       40 fr.

Dransart (H.-N.). Contribution à l'anatomie et à la physiologie pathologiques des tumeurs urineuses et des abcès urineux. In-8° de 32 pages avec 1 figure, 70 cent. — Pour les abonnés,       40 cent.

Du Basty. De la piqûre des hyménoptères porte-aiguillon. Gr. in-8 de 48 pages. 1 fr. 25. — Pour les abonnés du *Progrès*,       85 cent.

Duplay (S.). Leçon sur les périarthrites coxo-fémorales, recueillie par H. Duret. In-8 de 20 pages. 60 cent. — Pour nos abonnés,       40 cent.

Duplay. Conférences de clinique chirurgicale, faites aux hôpitaux de Saint-Louis et Saint-Antoine, recueillies et publiées par Duret et Marot, internes des hôpitaux. — In-8 de 180 pages. Prix : 3 fr. 50. — Pour les abonnés du *Progrès*,       2 fr. 50.

Dupuy (L.-E.). Etude sur quelques lésions du mésentère dans les hernies. In-8° de 16 pages, 50 cent. — Pour les abonnés.       35 cent.

Exchaquet (T.-H). D'un phénomène sthétoscopique propre à certaines formes d'hypertrophie simple du cœur. Paris. In-8 de 93 pages. — Prix : 2 fr. — Pour les abonnés,       1 fr. 35.

Farabeuf (L.-H.). Réformes à apporter dans l'enseignement pratique de l'anatomie. Gr. in-8 de 28 pages, 75 cent. — Pour les abonnés.   50 cent.

Ferrier. Recherches expérimentales sur la physiologie et la pathologie cérébrales. Traduction avec l'autorisation de l'auteur, par H. Duret, interne des hôpitaux. In-8° de 74 p. avec 11 fig. dans le texte, 2 fr. — Pour nos abonnés. 1 fr. 35.

Fournier (A). De la pseudo-paralysie générale d'origine syphilitique. Leçons recueillies par E. Brissaud. Paris 1878. In-8 de 24 pages. — Prix : 1 fr. — Pour les abonnés,       65 cent.

Giraldès (J.-A.). Recherches sur les kystes muqueux du sinus maxillaire. — Prix : 1 fr. 50. — Pour nos abonnés, 1 fr.

Giraldès (J.-A.). Etudes anatomiques ou recherche sur l'organisation de l'œil considéré chez l'homme et dans quelques animaux. Paris 1836. In-4° de 83 pages avec 7 planches. — Prix : 3 fr. 50. — Pour nos abonnés, 2 fr. 50.

Giraldès (J.-A.). Des luxations de la mâchoire. Paris 1844. In-4° de 50 pages avec 2 planches. — Prix : 2 fr. — Pour nos abonnés, 1 fr. 35.

Giraldès (J.-A.). De l'anatomie appliquée aux beaux-arts. Cours professé à l'athénée des Beaux-Arts. Compte rendu par Mlle Lina Jaunez. Paris 1856. In-8 de 8 pages. — Prix : 50 cent.

Giraldès (J.-A.). Plan général d'un cours d'anatomie appliqué aux beaux-arts. Paris 1857. In-8 de 8 pages. — Prix : 50 cent.

Giraldès (J.-A.). Recherches anatomiques sur le corps innominé. Paris 1861. In-8 de 12 pages avec 5 planches. — Prix : 1 fr. 50. — Pour nos abonnés, 1 fr.

Giraldès (J.-A.). De la fève de Calabar, note présentée au congrès médicochirurgical de France tenu à Rouen le 30 septembre 1863. Paris 1864, in-8 de 8 pages avec figures. — Prix : 50 cent.

Giraldès (J.-A.). Note sur les tumeurs dermoïdes du crâne. Paris 1866. In-8 de 7 pages. Prix : 40 cent.

Giraldès (J.-A.). Sur un point du traitement de la périostite phlegmoneuse diffuse. Paris 1874. In-8 de 12 pages. — Prix :

Gombault. Etude sur la sclérose latérale amyotrophique. — Prix : 2 fr. — Pour nos abonnés, 1 fr. 35.

Hayem (G.) Leçons cliniques sur les manifestations cardiaques de la fièvre typhoïde, recueillies par Boudet de Paris. In-8 de 88 pages avec 5 fig. 2 fr. 50. — Pour les abonnés, 1 fr. 70.

Kelsch (A.). Note pour servir à l'histoire de l'endocardite ulcéreuse. In-8° — Prix : 50 cent. — Pour nos abonnés, 35 cent.

Landolt (E.). Leçons sur le diagnostic des maladies des yeux, faites à l'école pratique de la Faculté de médecine de Paris pendant le semestre d'été de 1875, recueillies par Charpentier. Paris, 1877. In-8 de 204 pages. — Prix : 6 fr. — Pour nos abonnés, 4 fr.

Landouzy (L.). Trois observations de rage humaine ; réflexions. In-8° de 16 pages, 50 cent. — Pour les abonnés, 35 cent.

Laveran (A.). Un cas de myélite aiguë. Paris, 1876. In-8 de 13 pages. 30 cent.

Laveran. Tuberculose aiguë des synoviales, 50 c. — Pour nos abonnés, 35 cent.

Liouville (H.) Contribution à l'étude de la paralysie générale progressive des aliénés. In-8°, 50 cent. — Pour nos abonnés, 35 cent.

Liouville (H.). Nouveaux exemples de lésions tuberculeuses dans la moelle épinière. In-8, 50 cent. — Pour nos abonnés, 35 cent.

Liouville et Debove. Note sur un cas de mutisme hystérique, suivi de guérison. Paris, 1876. In-8. 30 cent.

Liouville (*Voir* Béhier).

Longuet (F.-E.-M.). De l'influence des maladies du foie sur la marche des traumatismes. In-8 de 124 pages, 4 fr. — Prix pour nos abonnés : 2 fr. 75.

Marcano (G.) Des ulcères des jambes entretenus par une affection du cœur. In-8. 1 fr. 25. — Pour nos abonnés. 85 cent.

Marcano (G.). De l'étranglement herniaire par les anneaux de l'épiploon. Paris, 1872. In-8 de 8 pages. — Prix : 30 cent.

Marcano. De la psoïte traumatique, in-8° de 160 pages. — Prix : 3 fr. — Pour les abonnés, 2 fr.

Marcano. Notes pour servir à l'histoire des hystes de la rate. — Prix : 60 cent. — Pour nos abonnés, 40 cent.

Marsat (A.). Des usages thérapeutiques du *nitrite d'amyle*. In-8 de 48 pages. 1 fr. 25. — Pour nos abonnés, 85 cent.

Maunoury (G.). — Les hôpitaux-baraques et les pansements antiseptiques en Allemagne. Paris 1877, in-8 de 20 pages. — Prix : 1 fr. — Pour les abonnés du *Progrès*, 70 cent.

Miot. De la myringodectomie ou perforation artificielle du tympan. In-8 de 169 pages avec 16 figures intercalées dans le texte. — Prix : 3 fr. 50. — Pour les abonnés du *Progrès médical*, 2 fr. 50.

Onimus. Des applications chirurgicales de l'électricité. Leçons recueillies par Bonnefoy. In-8 de 16 pages, avec 4 figures, 60 c. — Pour nos abonnés. 40 cent.

Ory (E.). Maladies de la peau. Notes de thérapeutique, recueillies aux cliniques dermatologiques de M. le professeur Hardy, à l'hôpital St-Louis. Paris, 1877. In-8 de 40 pages. — Prix : 1 fr. — Pour nos abonnés, 70 cent.

Oulmont (P.). Etude clinique sur l'athétose. Paris, 1878. In-8 de 116 pages avec figures. — Prix : 3 fr. — Pour nos abonnés, 2 fr.

Parrot. Cours d'histoire de la médecine. Leçon d'ouverture du 21 novembre 1876. Paris, 1877. In-8 de 20 pages. — Prix : 60 c. — Pour nos abonnés, 40 cent.

Pasturaud (D.). Etude sur les cals douloureux. In-8 de 64 pages. 2 fr. — Pour nos abonnés. 1 fr. 35.

Pathault (L.). Des propriétés physiologiques du Bromure de Camphre et de ses *usages thérapeutiques*. In-8 de 48 pages, 1 fr. 50. — Pour nos abonnés, 1 fr.

Peltier (G.). De la triméthylamine et de son usage dans le traitement du rhumatisme articulaire aigu. In-8 compacte de 34 pages, 60 cent. — Pour nos abonnés, 40 cent.

Peltier (G.). Etude sur la cécité congénitale. Paris, 1869. In-8 de 36 pages. — Prix : 1 fr. — Pour nos abonnés, 70 cent.

Peltier (G.). L'ambulance n° 5. Paris, 1871. In-8 de 110 pages. 1 fr.

Pitres (A.). Recherches sur les lésions du centre ovale des hémisphères cérébraux, étudiées au point de vue des localisations cérébrales. Paris, 1877. In-8 de 148 pages, avec deux planches chromo-lithographiques. — Prix : 4 fr. — Pour les abonnés du *Progrès Médical*, 2 fr. 70.

Poncet (F.). Recherches anatomiques sur les aponévroses abdominales. Paris, 1877. In-8 de 16 pages avec figures. — Prix : 1 fr. — Pour nos abonnés, 70 cent.

Pozzi (S.). Quelques observations à propos du pansement de Lister appliqué aux plaies d'amputation et d'ablation de tumeurs. Paris, 1877. In-8 de 50 pages. — Prix : 1 fr. 50. — Pour nos abonnés,                                    1 fr.

X.... Questionnaire pour le 1er examen de doctorat. Recueil de séries d'examens subis récemment (en 1876) à la Faculté de médecine de Paris, indiquant : 1° La composition du jury pour chaque série; 2° La préparation anatomique de chaque candidat ; 3° Les questions orales auxquelles le candidat a dû répondre ensuite; 4° Enfin le résultat de l'examen dans chaque série; suivi de questions sur les accouchements, recueillies au cinquième examen de doctorat et aux examens de sage-femme. Paris, 1876. In-16 de 91 pages. — Prix : 1 fr. — Pour nos abonnés,                              70 cent.

RANVIER (L.). Leçon d'ouverture du cours d'anatomie générale au Collége de France. Paris, 1876. In-8 de 16 pages. — Prix, 60 c. — Pour nos abonnés,                                                                         40 cent.

RAYMOND (F.). Etude anatomique, physiologique et clinique sur l'hémichorée l'hémianesthésie et les tremblements symptomatiques. In-8 de 140 pages avec figure dans le texte et 3 planches. 3 fr. 50. — Pour les abonnés,                                                                          2 fr. 50.

RECLUS (P.). Du tubercule, du testicule et de l'orchite tuberculeuse. In-8 de 212 pages avec 5 planches en chromo-lithographie, 5 fr. — Pour nos abonnés,                                                                       4 fr.

RECLUS (P.). De l'épithélioma térébrant du maxillaire supérieur. Paris 1876. In-8 de 4 pages. — Prix :                                           20 cent.

ROQUE (F.). Des dégénérescences héréditaires produites par l'intoxication saturnine lente. Paris, 1872. In-12 de 15 pages. — Prix :            30 cent.

SCHÉMAS pour relever à l'autopsie les lésions cérébro-spinales. Feuille carrée contenant 13 figures. — Prix :                                 20 cent.

SEGUIN (E.-C.). Registre mémento d'observations, pour conserver toutes les observations faites au lit du malade. Paris, 1878. — Prix :     60 cent.

SEGUIN (E.-C.). Planche permettant de figurer rapidement les lésions du cerveau et de la moelle, observées à l'autopsie. — Prix :          10 cent.

SIGERSON. Note sur la paralysie vaso-motrice généralisée des membres supérieurs. Paris, 1874. In-8 de 19 pages,                            50 cent.

STRAUS. (Voir BÉHIER.)

TARNIER. De l'influence du régime lacté dans l'albuminurie des femmes enceintes et de son indication.

THAON (L.). Recherches cliniques et anatomo-pathologiques sur la tuberculose. Grand in-8° de 112 pages, avec 2 planches en chromo-lithographie, 4 fr. 50. — Pour nos abonnés,                                       3 fr.

TEINTURIER (A.). Les Skoptzy, étude-médico légale sur une secte religieuse russe dont les adeptes pratiquent la castration. — Un joli volume in-12 orné de gravures représentant les différents modes de castration employés par ces fanatiques. — Prix : 1 fr. 50. — Pour les abonnés du *Progrès médical*,                                                                      1 fr.

TERRILLON. Des troubles de la menstruation après les lésions chirurgicales ou traumatiques. In-8 de 22 pages, 60 cent. — Pour les abonnés du *Progrès*,                                                                        40 cent.

TERRILLON. Contribution à l'étude des gommes syphilitiques du testicule ou sarcocèle gommeux. — Prix : 50 c. — Pour nos abonnés,      35 cent.

TRÉLAT (U.). Leçons de clinique chirurgicale, professées à l'hôpital de la

Charité (1875-1876), recueillies et rédigées par A. Cartaz. Paris, 1877. In-8 de 127 pages. — Prix : 3 fr. — Pour nos abonnés,      2 fr.

Uspensky. Quelques remarques sur les théories de l'ataxie locomotrice progressive. — Prix : 1 fr. — Pour nos abonnés,      70 cent.

Le Progrès médical : tome I, 1873, épuisé. — Tome II, in-4 de 800 pages, épuisé. — Tome III (1875), vol. in-4 de 800 pages avec 50 figures, prix 16 fr. — Tome IV (1876), vol. in-4° de 960 pages, prix 16 fr. — Tome V (1877), vol. in-4° de 1100 pages. — Prix :      20 fr.

---

## Les Bureaux du PROGRÈS MÉDICAL sont ouverts de midi à 5 heures

### (DIMANCHES ET FÊTES EXCEPTÉS)

VERSAILLES. — CERF ET FILS, IMPRIMEURS, RUE DUPLESSIS, 59.